ハーバード大学医学部で研究してわかった、「絶対に失敗しない」5つの健康習慣

髙橋 栄
日比谷ガーデンクリニック院長
日本大学医学部・精神医学臨床教授

幻冬舎

ハーバード大学医学部で研究してわかった、
「絶対に失敗しない」5つの健康習慣

第5章 眠りを変えれば人生が変わる

はじめに

私は、東京・日比谷で開業している精神科医です。大学の医学部で精神医学の臨床教授もしています。

かつては、アメリカ・ボストンにあるハーバード大学医学部に3年半、リサーチフェロー（研究員）として在籍していました。統合失調症という病気を、分子生物学、遺伝学、生理学、疫学的な側面から多角的に研究していました。私のボスは、その当時、自他ともに認める統合失調症の世界一の研究者でした。

そこには、超一流の研究者が世界中から集まっており、世界規模の国際共同研究を行っていました。みんな、真剣にノーベル賞を狙っていました。私も、そんななかで、皆と肩を並べて研究活動をしていました。

まわりには、統合失調症だけではなく、うつ病、躁うつ病、ストレス、アルコール依存症、不眠症、自閉症、注意欠陥多動性障害（ＡＤＨＤ）、拒食症、過食症など、ほとんどの精神疾患を専門にしている研究者（全員が医師）がいました。彼ら彼女らと、いつも議論を交わし膨大な知識を習得できました。なので、ハーバードでの研究活動を通して、世界的に超一流レベルの精神医学を身に付けることができたのです。

この本は、ハーバードでの経験も含めた、精神科医として30年以上のキャリアを持つ私が、臨床の現場で日々行っている指導を一冊にまとめたものです。

心の専門家であるはずの精神科医が、なぜ肉体の健康習慣について本を書こうと思ったのか。

おそらく疑問に思う人も多いでしょう。

私たちは、メンタル（心）とフィジカル（カラダ）を別物として捉えがちですが、実際はメンタルとフィジカルは1枚のコインの表裏のようなもの。両者を切り離すことはできません。

ですから、メンタルを治療する際には、フィジカル面にも気を配る必要があります。精神科医はメスは持ちませんが、各科の専門医と連携しながら、フィジカル面への的確なアドバイスができて初めて一流といえるのです。

ただ、メンタルとフィジカルは表裏一体だとしても、いまの日本社会はフィジカル面のトラブルを必要以上にメンタルのせいにする風潮があります。
「病は気から」と言うように、メンタルがフィジカルに与える影響は無視できませんが、現代社会はそれを強調しすぎているのです。

心の専門家である私から言わせると、純粋にメンタルのせいだけでフィジカルにトラブルが出るケースはそれほど多くありません。

肥満は甘いものが止められない糖質依存で起こるという説もありますが、精神医学的に検証すると糖質で依存が生じることは考えられません。甘党やご飯党の方でも、肥満は食事のコントロールのみで克服できるのです。

また日本人の５人に１人は何らかの不眠症に悩んでいます。

ちなみに、不眠が糖尿病の原因になるという説もあるようですが、これはまだ医学会で広くコンセンサスが得られているわけではないので、鵜呑みにしない方がよさそうです。

男性の勃起不全（ＥＤ）の原因としてもストレスがよく挙げられます。でも、ＥＤの患者さんがゆっくり休息を取ってストレスを減らしたとしても、ＥＤは治りません。ＥＤの多くは血管か血流の異常で起こるからです。

さらには「うつ病だとＥＤになる」といった類いの記事がインターネット上などに

溢れていますが、それも真っ赤なウソ。本物のうつ病の人は１００人に１人程度。日本の成人男性のＥＤ率は約25%ですから、大半はうつ病によるものではないのです。

フィジカルの不調がメンタルの不調を招くことは往々にしてみられます。

肥満から抜け出せないと自己評価が下がって自信がなくなりますし、不眠症から抜け出せないとうつ状態となり、休み明けの月曜には気分が落ち込みます。ＥＤはストレスから起こるわけではありませんが、ＥＤになるとそれがストレスとなります。

私のような精神科医からすると、メンタルの不調がフィジカルに起因しているのなら、まずはフィジカルにアプローチするべき。なぜなら、これらの疾患ではフィジカルが改善すれば、メンタルはその後を追うように良くなるものだからです。

フィジカルな問題でメンタルに問題が出ている場合は、精神安定剤などを使うケースが多いです。

しかし、フィジカルの病の大半は、生活習慣病に起因するもの。遺伝的な要因も少なからず関係していますが、むしろ食事や睡眠や運動といった日々の生活習慣の善し悪しが発病に大いに関わっています。言い換えるなら、薬を使わなくても、生活習慣を変えるだけでフィジカルに起因するメンタルの不調は軽快するケースが多いのです。

メンタル面でさんざん悩んでクリニックを訪れた患者さんに、「それはカラダを治せば良くなります」とアドバイスすると、曇天のように暗かった表情がパッと明るくなります。目に見えないメンタルより、フィジカルへのアプローチの方が取っ付きやすいからでしょう。お金がかかり、心身にも負担が及ぶ薬を使わずに、コストゼロで行えて心身にもダメージがない生活習慣の変更のみで、フィジカルもメンタルも良い方向へ向かうのだとしたら、躊躇なくそれを試してみるべきです。

30歳を超えたら、その先の人生をいかに充実させるかを真剣に考えるべき。悪しき生活習慣に目を瞑り、何でもかんでもメンタルのせいにするインターネットのフェイクニュースや巷の噂に惑わされず、自らが抱えるトラブルをフィジカル面から解決し、実りある人生をいかに手に入れるかを考えてください。

この本では、フィジカルとメンタルを害する原因となりがちな肥満、飲酒、ＥＤ、不眠、ストレスを解消する方法を伝授します。これらを解消できれば、健康的で素晴らしい人生が送れるはずです。本書がその一助となれば幸いです。

第1章

食欲に打ち克つ

この章では、肥満を解消するために必須である、食事制限について解説します。初めに、この章の要点について列挙しておきます。

（1）食事日誌をつける
（2）糖質を制限する
（3）脂質を制限する
（4）積極的にたんぱく質を摂る
（5）「チートデイ」を作る

「食事日誌」を書いて〝見える化〟する

30代以降で喫緊の課題の一つは、痩せることです。30歳を超えて太ったままでいることは、健康上のリスクです。

日本人の死因の第1位はがんですが、肥満はがんのリスク要因でもあります。

お腹の内部に内臓脂肪が溜まりすぎて起こる内臓脂肪型肥満だと、がんに次ぐ死因

2位の心臓病、3位の脳卒中を引き起こす動脈硬化症のリスク要因となります。

この他、太っていると危険な睡眠障害である「睡眠時無呼吸症候群」（１６９ページ参照）になりやすく、男性のＥＤ（勃起不全）のリスクも高まります（94ページ参照）。

太るか、痩せるかを決めるのは、食事からの摂取カロリーと、運動と基礎代謝などによる消費カロリーのバランス。食べすぎと運動不足というダブルパンチで、摂取カロリーが消費カロリーを上回ると、エネルギー収支が黒字になり、黒字分は体脂肪として蓄えられて肥満となってしまいます。

運動は大切です。健康な人生に運動は欠かせないピースの一つです。

筋トレで筋肉が減らないように保って体型を引き締め、有酸素運動で血液循環を促し、体脂肪を燃やしやすい体質になってください。運動が続かない人は、第4章を除く各章の終わりに用意したコラム1～5を読んで生活に取り入れましょう。

しかしいくら運動をしても、それ以上に食べすぎてしまったら、何にもなりません。

必要以上に食べすぎないのは、減量を成功させる大前提。運動習慣がある人でも運動をするのはせいぜい週2～3回ですが、食事は誰でも1日3回摂ります。だから体重や体脂肪の増減に与える影響も大きいのです。

効率面から見ても、太った人が痩せるなら、運動よりも食事を重視すべき。

30分間ジョギングをしても、消費カロリーはおよそ280キロカロリー（体重65kgの人が時速8㎞で走ったときの概算）。おせんべい3枚、豆大福1個、ビール大ビン1本強がそれぞれ280キロカロリー前後です。

おせんべいや豆大福なら5分もあればペロッと食べられますが、その分をジョギングで消費しようとするとその6倍もの時間がかかります。運動で痩せるのは効率が悪すぎるので、食事のカロリーをコントロールして痩せるべきなのです。

私たち精神科医は食事指導をすることもあります。その対象となるのは多くは「摂食障害」。具体的には「拒食症」と「過食症」です。

拒食症は、体重が減少しているのに、食べ物をほとんど摂れなくなる病気。過食症は、体重が増加しているのに、極端に食べすぎてしまう病気です。過食症になると、過食した後に全部吐いたり、下剤や利尿剤を利用したりして体重が増えないように辻褄を合わせようとします。

拒食症は10代に多く見受けられ、20代になると過食症が増えます。どちらも男性よりも女性に多く、人格障害を併発している場合もあり、万引きなどの犯罪、リストカットなどの自傷行為に走る人もみられます。

拒食症と過食症は対照的に思えますが、その根っこは同じもの。遺伝的な要因に加えて、社会的・文化的要因、心理的要因などが複雑に絡み合っています。

典型的な発症パターンは次の通りです。

両親の愛情欠如、不和、高すぎる期待などにより、自己評価が低くなり、太っている自分には価値がないと不安に陥り、拒食症を発症します。女性に摂食障害が多いのは、太っている女性よりも、スリムな女性の方が美しく価値が高いという社会的・文化的な価値観のひずみも影響しています。

拒食症が続くとそのうち空腹に耐えられなくなり、かえって食べるようになります。そして、リバウンドで過食になってしまいます。過食の結果、拒食症にもなります。このように、拒食症と過食症は併存することが多いのです。過食になっても太りたくない気持ちは強いので、吐いたり、下剤を飲んだりするようになるのです。

摂食障害の患者さんに私はまず、「食事日誌」をつけてもらいます。食べた時間と食事の内容をできるだけ細かく記してもらうのです。

食事日誌で何をどう食べているかを記録して〝見える化〟すると、拒食症では自分がいかに何も食べていないかがわかりますし、過食症では過食した挙げ句に毎回吐いているという異常な状態に陥っている様子が明らかになります。

日誌で現状を可視化して直視してもらった上で、拒食症の患者さんには「この他に、何だったら食べられると思いますか？」と尋ねて、食べられるものを食べてもらいます。

同様に過食症の患者さんには、「このうち、どれだったら減らせそうですか？」と尋ね、それを減らしてもらいます。次回は「1日3回吐いているのを、1回くらいは止められませんか？」と提案して試してもらいます。

あれこれと欲張らず、変えるポイントは一度に一つで十分です。

大事なのは、どこをどう変えるかを精神科医が指示するのではなく、患者さん本人に「これならできそう」と思うものを選んでもらうこと。その方が患者さんにとってストレスが少なく、成功する確率も高いからです。

何か一つでも変えられたら、それは本人の自信となり、摂食障害の大本にある自己評価の低さがちょっとずつ解消されます。そして「次はここを変えようと思います」と食生活の正常化にステップ・バイ・ステップで取り組むようになるのです。

無意識の食べすぎを減らす「食事日誌」

単なる食べすぎレベルでも、摂食障害と同じように食事日誌が役立ちます。

太っている人は往々にして「食べすぎていないのに太る」とか「水を飲んでも太る体質です」といった言い訳をします。

でも、過食しないのに太ったり、カロリーゼロの水を飲んで太ったりすることはあり得ません。そういう言い訳をするのは、無意識に食べすぎている証拠。その無意識の食べすぎを可視化するのに有効なのが、食事日誌なのです。

以下が太っている人の食事日誌です。欲望の赴くまま、まったく節制していません。

月曜日

●7時

・食パン（バターたっぷり）2枚

・卵焼き2個
・ロースハム3枚
・トマト半分（マヨネーズつける）
・ポテトサラダ
・牛乳コップ2杯（低脂肪でない）

●**10時**

・ポテトチップ　3分の1袋
・炭酸飲料水（糖質あり）

●**12時**

・牛丼　大盛（紅しょうが大量）
・豆腐とワカメの味噌汁
・カレーパン
・クリームパン
・炭酸飲料水（糖質あり）

●**15時**

・ミルクチョコレート1枚

・スターバックスのフラペチーノ

● **18時**

・ポテトチップ 3分の1袋

・炭酸飲料水（糖質あり）

● **20時**

・ラーメン大盛（ニンニクマシマシ、アブラマシマシ）

・ビール 中ジョッキ1杯

● **22時**

・ポテトチップ 3分の1袋

・柿の種 2分の1袋

・さきいか 2分の1袋

・缶チューハイ（500㎖）1本

・酔って、そのまま寝る。

※火曜～日曜も同様につける

食事日誌を書いてもらうと、こちらから指導をしなくても、「これだけ食べていたら、太るのは当たり前ですね」と納得します。それで最初のハードルは突破です。

あとは摂食障害の患者さんと同じように、どこなら変えられるかを自分でじっくり考えた末に選択してもらいます。こちらも改善点は一度に一つずつでOKです。

その際、いきなり無理して理想を追求しないでください。

唐揚げが大好きで毎日食べていた人が「唐揚げをゼロにする！」という目標を立てても、実現できる可能性はゼロに近いでしょう。ゼロにするのではなく、週7回を1回減らして週6回にするところからスタート。週6回にできたら次は週5回、週5回にできたら次は週4回を目標として定めます。

決めた変更点が1週間続けられたら「自分にも食事が減らせた」という自信になります。その自信を糧として次の目標を立てます（前回の変更点はつねに継続します）。

地道なトライアルですが、これを繰り返しているうちに少しずつ食生活が整ってきます。

男性の3人に1人は肥満

減量を始める前に、念のために自分が本当に痩せる必要があるのか、つまり太っているかどうかをチェックします。

日本では、ＢＭＩ25以上を肥満としています。ＢＭＩとは、体重をメートル換算した身長で2回割ったもの。肥満の指標として国際的に広く使われています。

肥満とは、単に体重が重たいことではなく、無駄な体脂肪が溜まりすぎた状態。体重の何%を体脂肪が占めているかを示す体脂肪率を正しく測るのは難しいため、体脂肪率と相関性が高いＢＭＩが代わりに用いられているのです。次の公式から、自分のＢＭＩを計算しておきましょう。

ＢＭＩを求める公式

ＢＭＩ＝体重（kg）÷身長（m）÷身長（m）

＊体重70㎏で身長１６５㎝なら、ＢＭＩ＝70÷１・６５÷１・６５＝25・７。25以上ですから、肥満と判定されます。

さて、日本でＢＭＩ25以上の肥満者はどのくらいいるのでしょうか。

厚生労働省が毎年行っている「国民健康・栄養調査」では、男性の３人に１人弱（32・２％）、女性の５人に１人以上（21・９％）が肥満です（平成30年版）。

男性に限ると、20代では肥満者は17・８％なのに、30代になると33・０％と一気に15ポイントも上昇。40代では36・４％、50代では37・２％と増え続けます。60代以降になってようやく緩やかに減ってきます。

女性では20代以降、70代以上まで、肥満者の割合は右肩上がりのカーブを描き続けます。20代では10・７％、30代では11・５％ですが、40代では17・１％、50代では19・２％と増えてきます。男女ともに、30代以降は太りすぎに要注意なのです。

目標体重は
身長から簡単に逆算できる

食事日誌で自らの弱点が丸裸になり、痩せるべきだとわかったら、並行して「何kg痩せたいか」をはっきりさせましょう。何事も目標が明確な方がやる気が高まるからです。

漠然と「サッカーがうまくなりたい」と思っているサッカー少年よりも、「Ｊリーガーになって海外リーグで活躍する」という明確な目標を立てているサッカー少年の方が夢を実現しやすくなります。

プロサッカー選手の本田圭佑さんは、小学校6年生のときに書いた「将来の夢」というタイトルの作文で「Ｗカップで有名になって　ぼくは外国から呼ばれて　ヨーロッパのセリエＡに入団します。そしてレギュラーになって　10番で活躍します」と書いています。本田選手が有言実行でセリエＡの名門ＡＣミランのレギュラー選手となり、背番号10番を付けて活躍したのはご承知の通りです。

同じようにダイエットでも、ただ漫然と「痩せたいなぁ」ではなく、「何kg痩せるぞ」という数値目標を立ててください。その方がモチベーションが湧いてきて、ダイエットの成功確率がアップします。

目標体重は好きに決めてもらって結構ですが、医学的には身長と前述のＢＭＩから逆算する方法があります。

厚生労働省では、年代別に目標とするＢＭＩの範囲を次のように定めています。

年代別のＢＭＩの目標値

・18～49歳／18・5～24・9
・50～64歳／20・0～24・9
・65歳以上／21・5～24・9

ＢＭＩ25以上の肥満になるのは避けたいものですが、ＢＭＩ18・5未満は痩せすぎで、太りすぎと同じように病気のリスクや死亡率が上がります。一般的には厚生労働省の目標値の中央値であり、太りすぎでも痩せすぎでもないＢＭＩ22～23がベストとされます。

そこで目標とする体重はＢＭＩ22～23から逆算します。これを理想体重と呼びます。自らの身長から理想体重を逆算するときは次の公式で求めます。ここではＢＭＩ23で計算してみましょう。

理想体重（kg）＝23×身長（m）×身長（m）

身長165㎝でBMI23を目指すなら、23×1・65×1・65＝62・6㎏と計算できます。

現在の体重が理想体重以上なら、そこまでダイエットが必要。体重が理想体重未満なら、ダイエットは不要です。無理にダイエットをすると痩せすぎる恐れがありますから、食事量はそのままにして筋トレなどの運動に励んでください。

痩せるために制限するのは、糖質と脂質

食事のカロリーを減らす前に、一体何がカロリーになるかを知りましょう。

食べてカロリーになるのは、糖質、脂質、たんぱく質の3つだけ。これを3大栄養

素といいます。つまりダイエットで気にすべきなのは、糖質、脂質、たんぱく質だけ。重要なポイントですから、忘れないようにしてください。

糖質と炭水化物は混同されやすいのですが、別物。糖質と食物繊維を合わせたものが、炭水化物です。食物繊維は、腸内に棲む腸内細菌が分解して一部はカロリーになりますが、それは無視できるレベルです。

日本人の成人は平均すると、糖質から57％、脂質から28％、たんぱく質から15％という割合でカロリーを摂っています。

このうち痩せるために減らすのは、糖質と脂質。たんぱく質は減らしません。

まず減らしたいのは糖質。摂取カロリーの半分以上を占めているのですから、減らしやすいというメリットがあります。

そして糖質から減らすと、痩せやすくなります。なぜなら「インスリン」という物質が減るからです。

糖質を摂るとすぐに吸収されて、血糖値が上がります。糖質は体内ではブドウ糖（グルコース）としてやり取りされており、血中のブドウ糖を血糖、血液１００㎖あたりの血糖の量を血糖値といいます。血糖値が上がると、すい臓からインスリンが分泌されます。インスリンの役割は、血糖を肝臓や筋肉に取り込ませて血糖値を下げること。なかでも血糖の最大の引き受け手になるのは、筋肉です。

肝臓や筋肉に蓄えられる糖質の量にはリミットがあり、糖質を摂りすぎると肝臓や筋肉だけでは引き受けられなくなります。また、長年運動不足だと筋肉が減っており、血糖を受け入れる余力も少なくなっています。そこで最終的にインスリンは、血糖を脂肪細胞へ取り込ませて体脂肪を合成します。

このようにしてインスリンは体脂肪の合成を促し、分解を抑制しているのです。つまり贅肉の正体は、摂りすぎた糖質だったのです。

次に減らしたいのは、脂質。

糖質とたんぱく質はどちらも1gあたり4キロカロリーですが、脂質は1gあたり9キロカロリーと2倍以上も高カロリー。少し減らすだけで、摂取カロリー全体を抑えやすいという強みがあります。

太っている人はとにかく脂っこくて高カロリーなものが大好き。トンカツや唐揚げなどの揚げ物、こってりしたラーメン、カレーライスなどを好むタイプが少なくありません。脂質をカットしない限り、ダイエットの成功はおぼつかないでしょう。

前述のように、3大栄養素のうち、たんぱく質は減らしません。

その理由は、たんぱく質は筋肉や骨といったカラダのパーツを作るのがおもな役割であり、減らしすぎるとカラダの機能が保てないからです。たんぱく質が足りないと筋肉が減り、血糖を引き受ける余力がなくなり、代謝も下がって太りやすくなるので逆効果です。

たんぱく質は、むしろ増やすべき。

糖質と脂質を減らしすぎるとお腹が空いて物足りなくなります。たんぱく質を摂ると満足感が高まり、食欲を抑えるホルモンの分泌を促して過食が避けられます。たんぱく質は1日に体重1kgあたり1・0gが必要とされます。体重63kgなら63gです。

糖質と脂質を減らした分、たんぱく質を増やすなら、体重1kgあたり1・2〜1・6gを基準とします。体重63kgなら76〜100g。1日3食なら1食あたり25〜33gです。

良質なたんぱく質が摂れるのは、肉類、魚介類、卵、大豆・大豆食品、牛乳・乳製品という5大たんぱく源。これらを材料とする主菜などから、それぞれ1日最低1回は食べるようにすると良いでしょう。肉類100gで20g、魚介類100gで15〜20g、卵1個で6g、納豆1パックで8g、牛乳コップ1杯で7gのたんぱく質が摂れます。

たんぱく源と同じく増やしたいのは、野菜、キノコ類、海藻類です。これらは副菜や汁物の食材となります。

野菜、キノコ類、海藻類は糖質と脂質をほとんど含まず低カロリーなのに、ビタミン、ミネラル、食物繊維といった必須の栄養素を含んでいます（野菜には、タマネギやカボチャやニンジンのように糖質が多いものもありますが、食べすぎなければ気にする必要はありません）。食物繊維がリッチだと食べ応えがあり、消化吸収がゆっくり進み、腸内細菌のエサとなって腸内環境が整いやすいというメリットがあります。

過食で太っている人は、糖質、脂質、カロリーは摂りすぎているのに、ビタミン、ミネラル、食物繊維が足りない人が少なくありません。野菜は毎食120g以上、キノコ類と海藻類は1日1回は食卓にのせるように意識してください。

主食は糖質を角砂糖に換算すれば自然と減らせる

糖質で減らすべきは、主食と甘いもの。

主食とは、ご飯、パン、うどん・そば・パスタ・ラーメンなどの麺類です。日本人は1日のカロリーの4割ほどを主食から摂っています。

主食にどれだけ糖質が多いかは、角砂糖に換算すると明白になります。

主食は角砂糖のように口にしても甘くはありませんが（よく嚙んでいるうちに、唾液のアミラーゼという酵素で分解されると甘みが増します）、でんぷんという形で糖質を多く含み、過食すると血糖値を上げて体脂肪を溜めやすくします。

角砂糖は1個で3gの糖質を含みます。頭のなかで、積み上げられた角砂糖をイメージすると、「主食をもっと減らさなくては！」という気分になります。

ご飯一杯には、角砂糖18個以上の糖質が含まれます。玄米や雑穀米も、栄養価は高いですが、糖質量は白米と同じでダイエットには向きません。

ご飯を食べるなら、小ぶりのおにぎりくらいの量に留めましょう。お店の定食には丼ご飯がセットされていますから、注文するときに「ご飯はおにぎりくらいの量に減らしてください」と頼みましょう。糖質制限のブームが続いていますから、店員さんに拒絶されたり、怪訝な顔をされたりすることはないでしょう。

パンには、糖質に加えて砂糖やマーガリンなども含まれます。クロワッサンは糖質とバターの塊。食パン4枚切り1枚で角砂糖13個以上、小さなクロワッサン1個で角砂糖4個以上の糖質を含みます。食パンなら8枚切り1枚くらいに抑えてください。クロワッサンは脂質も多いのでダイエット中は控えましょう。

うどんやそばはヘルシーなイメージがありますが、どちらも小麦粉やそば粉が原料ですから、糖質を多く含みます。

うどんは1玉（茹で２４０ｇ）で角砂糖16個以上、そばは1玉（茹で１７０ｇ）で角砂糖13個以上の糖質を含みます。「十割そばなら、糖質は少ないからセーフ」と勝手に思い込んでいる人もいるようですが、それは誤解。小麦粉と同じように、そば粉も糖質たっぷり。十割そばでも、小麦粉2割＋そば粉8割の二八そばでも、糖質量はほぼ同じです。そば湯も多くの栄養を含んではいますが、糖質が多いので気を付けてください。

うどんやそばは、一人前の半分が上限。お店では半人前の注文はできませんから、食べたくなったら自宅で麺半分を茹でるか、家人とシェアして食べましょう。

同じく中華麺1玉（茹で２００ｇ）で角砂糖18個以上、スパゲティ1食分（茹で１９０ｇ）で角砂糖19個以上。こちらも半分以下にしないと糖質過多になります。

次は甘いもの。間食やデザートの類いです。これは減らすのではなくゼロを心掛けます。

食べて甘いものが糖質の塊なのは、角砂糖に換算しなくても直感的にわかります。ケーキやアイスクリームやチョコレートといった洋菓子だけではなく、豆大福や羊羹やカステラといった和菓子にも手を出さないでください。

甘いものを避けたいのは、「エンプティ・カロリー」だから。エンプティ・カロリーとは、カロリーがない（エンプティ）という意味ではありません。栄養がない（エンプティ）なのに、カロリーばかりがあるという意味です。主食が糖質の塊なのは事実ですが、他にもたんぱく質や食物繊維といった栄養素も含んでいます。甘いものはこうした栄養素に乏しく、ことに洋菓子は脂質も多くて糖質と脂質のダブルパンチで太りやすくなります。

ポテトチップスやクラッカーといった甘くないスナック菓子も、主食と同じくでんぷんという形で糖質を含みますから、控えるようにしてください。おせんべいやおかきも同様です。

付け加えると、バナナやリンゴのような果物、ジャガイモやサツマイモのようなイモ類も糖質がリッチですから、気を付けてください。

果物では、バナナやリンゴのように糖質が多いものはできるだけ避け、キウイフルーツやイチゴのように糖質が少なめのものを控えめに食べましょう。市販の果物ジュースは、甘すぎるのでＮＧ。生の果物には食物繊維が含まれており、その作用で血糖値の上昇が少しは抑えられますが、市販のジュースは食物繊維をほとんど含まないので、血糖値を上げやすいのです。果物ジュースが飲みたいなら、ジューサーで手作りしてください。

イモ類は少量なら大騒ぎしなくても平気ですが、ポテトサラダ、マッシュポテト、肉じゃが、コロッケ、大学芋のようにイモ類を大量に使う料理は避けるべきです。

糖質依存症という病気は存在しない

糖質を摂りすぎると太ると頭ではわかっているのに、糖質には依存性があるから止められない……。そんな声も巷で耳にします。

それは単なる言い訳なのか、それとも本当に「糖質依存症」という病気が存在しており、それがダイエットを邪魔しているのでしょうか。

精神科医として真面目に検証してみましょう。

依存症と聞いて、誰でも頭に思い浮かぶのは覚醒剤とお酒のアルコールでしょう。

これらの依存症が起こるメカニズムには、脳内の神経伝達物質が関わっています。

脳内にはドーパミンという神経伝達物質があります。覚醒剤はこのドーパミンを増やす作用があります。ドーパミンが増えると、報酬として「気持ちがいい！」という感覚が得られます。このルートを「ドーパミン報酬系」といいます。この気持ち良さがあまりに強烈なので、覚醒剤は止められなくなります。どの物質においても依存症の形成には多かれ少なかれ、このドーパミンが関与します。


覚醒剤でたくさんのドーパミンが作られ続けると、多くのドーパミンがあっても「少ししか使わない」ように脳の構造が変化します（ダウン・レギュレーションといいます）。これは、脳が正常に機能するための防御機能のようなものです。

覚醒剤を止めるとドーパミンが減って正常量に戻りますが、脳は大量のドーパミンに晒されていたときと同じく「少ししか使わない」構造のままです。構造が変わった脳には、覚醒剤を止めたときの正常量のドーパミンでは足りません。ですから、脳はもっとドーパミンを要求します。その結果、覚醒剤に手が伸びるのです。依存症の成立です。

アルコールにはドーパミンだけではなく、脳内でＧＡＢＡ（ギャバ）という神経伝達物質を増やす作用があります。ＧＡＢＡは脳を抑制して落ち着かせる働きがあります。

ですから、お酒を飲むと、気分が落ち着いてストレスが和らぎます。それが心地よくて毎日飲むようになり、多くのＧＡＢＡを求めて飲酒量が増えるのです。

大量の飲酒が続くと脳がダメージを受けます。脳がやられるとコントロールが利かなくなり、アルコールを止められなくなります。アルコール依存症の成立です。

では糖質はどうでしょうか。

糖質依存症のメカニズムにもドーパミンが関与すると言われています。

本当にそうでしょうか。

ドーパミンが増えると幻覚・妄想が生じます。ですから、覚醒剤を使用すると幻覚・妄想が起きるのです。「闇の組織に狙われている」と言う覚醒剤使用者は被害妄想が起きていると考えられます。しかし、糖質の過剰摂取で幻覚・妄想がみられることはありません。ドーパミンが関わっている可能性は低そうです。

同じく神経伝達物質であるセロトニンが糖質依存症に関わるという説もあります。

セロトニンはうつ病の引き金となる物質。うつ病では、脳内でセロトニンが枯渇しています。ですから、セロトニンを増やすような薬（抗うつ薬）を投与する治療が行われます。でも、糖質の摂取量とうつ病の発症には何も関わりがありません。そう考えると、糖質とセロトニンにも強い関係はなさそうです。

依存症とは脳の病気です。脳に深く作用するような物質でないと、依存症にはなりません。

覚醒剤もアルコールも大量に摂ると寝てしまいます。寝るというより、脳がやられて意識を失うのです。覚醒剤とアルコールが脳に深く作用している証拠です。

一方、糖質を多量に摂って意識を失うことはありません。糖尿病の患者さんや激しい運動をしすぎたアスリートなどが、一時的に血糖値が下がりすぎて意識低下を起こすことはありますが、糖質を補給すると速やかに回復します。

以上の検証から、糖質には依存性はないと私は考えています。だから、大のご飯好き、ラーメン好き、ケーキ好きでも、その気になれば糖質は減らせます。安心してください。

脂質は優先順位を付けて減らす

次は脂質の減らし方について知りましょう。

前述のように日本人は脂質から摂取カロリーの28％を摂っています。『日本人の食事摂取基準（2020年版）』では、脂質からの摂取カロリーの目標量を20〜30％と定めています。ほとんどの人の現状は上限に近いので、これを下限に近い20％へ近づける努力をしてください。

脂質には健康に悪影響を及ぼすものがあります。リノール酸、飽和脂肪酸、トランス脂肪酸、過酸化脂質の4つです。こうした脂質から優先的に減らしましょう。

リノール酸は、体内で作り出せないため、食事から摂り入れるべき必須脂肪酸です。しかし、リノール酸はサラダ油、コーン油、大豆油、ゴマ油といった身近な植物油に広く含まれているため、知らない間に摂りすぎています。リノール酸を摂りすぎると、体内でアレルギー反応が起こりやすくなります。

脂質を減らすために、リノール酸がリッチな植物油の摂取を抑えましょう。ファストフード、揚げ物、加工食品には、調理過程でリノール酸が添加されている恐れがあります。

飽和脂肪酸は、肉類の脂分に多く含まれます。霜降り肉、バラ肉、ひき肉といった脂分の多い肉類を控えるようにしましょう。飽和脂肪酸の摂りすぎは、動脈硬化症のリスクを高めるとされます。

ただし肉類は貴重なたんぱく源。たんぱく質の摂取はむしろ増やしたいので、肉類の摂取自体は減らさないでください。鶏肉は皮を外し、牛肉や豚肉では霜降り肉やバラ肉ではなく、脂分が少ないヒレ肉などの赤身にしましょう。ひき肉は脂分が多いのでパス。ハンバーグ、ミートボール、餃子のように、ひき肉を使う料理は避けます。

トランス脂肪酸とは、植物油や魚油を人工的に固形・半固形にしたもの。マーガリン、ショートニング、ファットスプレッドなどに含まれており、摂りすぎは動脈硬化症のリスクとなります。トランス脂肪酸が多いのは、菓子パン、食パン、ドーナッツ、スナック菓子、ケーキなど。これらは糖質も過多なので、どちらにせよ減らすべき食べ物です。

過酸化脂質は、酸化した油脂。酸化とは、金属が錆びるように、細胞が錆びて傷つく現象です。過酸化脂質は、この酸化を体内でさらに進めてしまいます。酸化は老化やがんの引き金となります。

過酸化脂質が含まれるのは、何度も使って古く傷んだ植物油、揚げ物や総菜のように作ってから時間が経ちすぎた脂質を含む食べ物などです。これらも避けてください。

自宅で使う植物油は、オリーブオイルが良いでしょう。オリーブオイルはリノール酸や飽和脂肪酸が少なく、酸化しにくいという特徴があります。なかでも原料のオリーブの実を搾っただけのフレッシュなエキストラ・ヴァージン・オリーブオイルが安心です。

植物油は大さじ１杯で１１０キロカロリー。サラダ油でもオリーブオイルでも、カロリーは同じです。ダイエット中に１日に摂っていいのは、大さじ１～２杯まで。炒め物は１日１回までＯＫですが、大さじ１杯だと揚げ物は作れません。調理は茹でる、蒸す、低温調理、レンチンなどで植物油をなるべく使わない方法を工夫しましょう。

週2回の「チートデイ」をうまく使う

ダイエットはどんな方法でも、続けないと成果が出ません。ダイエットは短期決戦ではなく長期戦なのです。1か月なら何とか食欲を抑えられたとしても、結果が出るまで2か月、3か月と継続するのは難しいでしょう。そこでダイエットが続けられる秘訣を教えます。「チートデイ（Cheat Day）」を設けるのです。

「Cheat」とは「騙す」という意味。ダイエットの世界でチートデイというと、「ダイエットを休む（サボる）日」を指します。この日ばかりは、ダイエットを忘れて何を食べてもいいのです。

ストイックにダイエットを頑張りすぎると、目に見えないストレスがだんだん溜まり、いつか爆発。それまでの憂さを晴らすように食欲全開となり、過食続きでダイエットを始める前より太ることさえあります。リバウンドです。

ストイックになりすぎず、あえてチートデイを設けて適度にストレスを発散すると、食欲の暴発にブレーキがかかり、リバウンドも避けられます。

当初からチートデイを設けると、ダイエットの効果が落ちるので、やる気が殺がれて継続するモチベーションが落ちることもあります。

ですから、チートデイはスタートダッシュを決めて1か月間頑張ったご褒美として、2か月目以降から導入するようにしてください。

2か月目以降は、週2日のチートデイを設けます。リラックスできる土日に設定するのが妥当でしょう。

チートデイといっても、3食とも爆食してはダメ。朝、昼、夜の3食のうち、どれか1食を選んで、好きなものを好きなだけ食べてください。3食×7日で1週間に食事は全部で21回。2回くらい爆食しても、残りの19回で本章のガイドライン通りの食事を守っていたら、ダイエットの足を引っ張ることはありません。

日本酒が好きなら、夜は奮発してお鮨屋さんに出かけて、日本酒と鮨のマリアージュを楽しむのも良いでしょう。ラーメン好きなら、昼間に行列のできる名店で大盛りを心ゆくまで堪能します。朝型なら早起きして、お気に入りのベーカリーで焼きたてのパンを買い、好きなだけ食べるという手もあります。

週末にチートデイがあると思うと、それが支えとなって平日のダイエットが頑張れます。「次のチートデイではあれを食べよう。それまでは我慢だ」と思えるようになれば、食欲もコントロールできてダイエットも辛くなくなります。それまで頑張りましょう。

運動を続ける 1

必要な運動のガイドラインを知る

30歳以降の健康的な生活には、運動が欠かせません。

「運動をカプセルに入れて商品化できたら、どんな薬よりも有効だろう」という言葉があるように、運動の効用は多岐にわたります。ダイエット、眠り、ＥＤなど本書で取り上げた悩みの解消にも、運動は何らかの形でプラスに作用します。

まずはどんな運動が必要かを確認しておきます。私は運動の専門家ではありませんから、世界保健機関（ＷＨＯ）のガイドラインを参考にしましょう。それは次の通りです。

WHOの運動のガイドライン（18～64歳）

・週１５０分以上の緩めの有酸素運動、もしくは週75分以上の激しい有酸素運動（いずれも1回あたり少なくとも10分以上行うことが望ましい）

・主要な筋肉をカバーする筋力トレーニングを週2回以上

有酸素運動とは、息が切れない強さの運動をリズミカルに続けるもの。ウォーキング、ジョギング、ランニング、水泳、サイクリング、ダンスなどが代表的なものです。

緩めの有酸素運動で手軽なのは、ウォーキングかジョギング。ウォーキングは終始散歩のようなスローペースではなく、息が弾むような速歩を織り交ぜながら行い、慣れたらジョギングをミックスします（１１９ページ参照）。毎日なら1回20分強、週4回なら1回40分弱、週3回なら1回50分で、週１５０分という基準がクリアできます。

激しい有酸素運動とは、息が切れる寸前のハイペースで行うランニング、水泳、サイクリングなどです。こちらはハードルが高すぎるので、緩めの有酸素運動がある程度続いて体力が付いてきてからチャレンジしてください。

筋力トレーニング（筋トレ）は、筋肉に抵抗をかけて刺激し、筋肉の減少を防いで肥大を促すのが狙い。ジムで行うマシンを使ったマシントレ、ダンベルを使ったダンベルトレ、自らの体重を抵抗に用いる自体重トレがあります。

なかでもオススメは自体重トレ。初心者でも自宅で安全に行えます。正しいフォームを守ることが大切ですが、動画サイトを検索すれば、良いお手本がたくさん見つかります。自体重トレではスクワット、プッシュアップ（腕立て伏せ）、シットアップ（腹筋運動）という3種類でほぼ全身の筋肉が網羅できます。10〜20回×3〜4セットが目安。

有酸素運動も筋トレも、できれば一度は運動の専門家であるトレーナーの指導を仰ぎましょう。我流で続けると、何らかの故障を起こすリスクがあるからです。

第2章

減酒で人生を充実させる

この章では、健康を回復するために、お酒の飲みすぎを抑制するコツを紹介します。

初めにこの章の要点について列挙しておきます。

（1）お酒を減らして得られる、具体的なメリットをイメージする
（2）あくまで、断酒ではなく減酒でよい
（3）減酒にはノンアルコール飲料を活用する
（4）1日の飲酒の量を減らすのではなく、休肝日を作る
（5）慣れてきたら、休肝日を増やしていく

アルコールが与える悪影響

昔から「酒は百薬の長」と言われてきました。

確かに適度な飲酒はストレスを軽くしますし、血管を開いて血液の循環を良くしたり、血圧を下げたりします。

でも、これはあくまで一時的なもの。過度なアルコールの摂取を長期的に続けてい

ると、心身に確実にダメージが及びます。

人生100年時代を楽しむためには、節度あるアルコール摂取が大切。30歳を超えて飲みすぎを自覚するなら、酒量を減らす減酒を真剣に考えるべきです。

「タバコは止められるけど、お酒は止められない」という話もよく耳にしますが、お酒を一切断つ断酒ではなく、減酒なら禁煙よりずっと簡単。私は患者さんに減酒をしてもらうこともよくあります。この章ではそのやり方を詳しく丁寧にお教えします。

アルコールの害は多岐にわたります。ここでは4つ挙げましょう。

すでに触れたように、日本人の死因の第1位はがん。3人に1人はがんが原因で死に、2人に1人は生涯で一度は何らかのがんを経験するとされます。そして、アルコールとその代謝物であるアセトアルデヒドには発がん性があります。

世界保健機関（WHO）の2007年の評価では、飲酒は口腔がん、咽頭がん、食道がん、肝臓がん、大腸がん、乳がんなどの原因とされます。

日本の厚生労働省の研究（多目的コホート研究、2005年）も、男性で発症したがん全体の13％は、純アルコール換算で週300g以上の飲酒に起因すると概算しています。

第2に、重要な臓器である脳が壊れます。大量の飲酒で脳をアルコール漬けにし続けると、脳は徐々に萎縮することがわかっています。

第3に、アルコールは肝臓に多大なダメージを与えます。のちほど触れるように、アルコールを代謝するのは肝臓であり、直接的な悪影響が出やすいのです。

アルコールによる肝臓の病気を「アルコール性肝障害」と総称します。アルコール性肝障害は飲酒量が多く、飲酒期間が長くなるほど、脂肪肝⇒アルコール性肝炎⇒肝硬変と進行して重症化します。

最後に、アルコールの飲みすぎは、痛風のリスクを高めます。

痛風とは、血液中の尿酸が高い状態（高尿酸血症、尿酸値7・0㎎／dℓ以上）が持続した結果、足の親指の付け根などの関節に尿酸塩結晶が蓄積し、激しい炎症を起こすもの。風が吹いても痛いと思えるほどの激痛なので「痛風」と呼ばれるのです。痛くて歩けなくなり、松葉杖を使わなければならなくなります。

アルコールを飲むと体内で尿酸がたくさん作られるようになり、同時に尿酸を排泄するプロセスも邪魔されるため、体内に尿酸が溜まりやすくなります。そのうえ、お酒の絶好のつまみとなるモツ、干物、白子、ウニ、レバー、明太子などは尿酸を多く含むために、高尿酸血症に陥りやすいのです。

高尿酸血症は痛風を招くだけではなく、心臓病や脳卒中の引き金となる動脈硬化症を進めますから油断大敵です。

日本の社会はアルコールに甘すぎ

このようにアルコールの害は科学的に証明されているのに、世界的に見ると日本社会はアルコールに甘いと言えます。

最近でこそ多少厳しくなりましたが、それでも「無礼講」と称してお酒の席での無礼な振る舞いを不問にする悪しき習慣はまだなくなっていません。若者が無謀な一気飲みで、急性アルコール中毒で救急搬送されるケースも後を絶ちません。

日本ではコンビニで24時間、３６５日、いつでもお酒が買えます。

年齢確認も一応求められますが、運転免許証などのＩＤを提示する必要はありません。「20歳以上ですか?」という画面で「はい」をタッチするだけですから、ティーンエイジャーでもその気になればお酒が買えるのです。

しかもコンビニでは、ビールのようなアルコール度数が5～6％と低めのソフトリカーばかりではなく、アルコール度数が40％を超えるウイスキーやジンのようなハードリカーも自由に買えます。アルコール度数7～9％のストロング系缶チューハイも、ミネラルウォーターやペットボトル入りの緑茶とあまり変わらない値段で売られています。これは他の国ではあり得ないことです。

アルコールを禁じているイスラム教国家はもちろん、自由の国アメリカでもアルコールにはさまざまな規制の網がかけられています。

アメリカで飲酒が許されるのは20歳ではなく、21歳以上。それも誰が見ても明らかに21歳以上に見えない限り、お酒を提供するレストランや販売店の判断で生年月日と顔写真入りのＩＤの提示が求められます。総じて欧米人よりも若く見られる日本人は、30代でも40代でもＩＤの提示を迫られるケースが少なくありません。

州によって詳細は異なりますが、キリスト教の安息日である日曜日にはお酒を売ってはならないという規制を設けているところもあります。午前のみ販売を規制したり、お酒の強さに応じて規制をかけたりする州もあります。私のいたボストンでは、ホテルのレストランも午前11時まではアルコールを出してくれませんでした。

日本では帰宅途中のスーツ姿のビジネスパーソンが通勤電車で缶チューハイを飲んだり、休日の公園や河川敷で友人同士が集まってビールを飲んだりする場面をよく見かけますが、アメリカでは屋外や公共の場所での飲酒を禁じている州もあります。

日本人はアルコールに弱い

日本社会はアルコールに甘いのに、日本人のカラダは体質的にアルコールに弱いという矛盾があります。

アルコールは肝臓で分解・代謝されますが、分解には2つのプロセスがあります。

まずアルコールは、アルコール脱水素酵素（ＡＤＨ）という酵素により、毒性の強いアセトアルデヒドに分解されます。これが一番目のプロセスです。

次にアセトアルデヒドは、2型アルデヒド脱水素酵素（ＡＬＤＨ２）により、無害な酢酸（酢）に分解されます。

酢酸は肝臓を出て血液で筋肉や心臓に移動。そこで熱エネルギーに変わり、最終的には二酸化炭素と水に分解されます。

もともと、欧米人に比べて、日本人の肝臓は強くありません。肝臓の強さは、基本的にその大きさに比例しています。肝臓が大きい方が、その機能も強いのです。

当たり前のことですが、カラダが大きければ、体内の臓器（内臓）も大きくなります。

つまりカラダの大きい欧米人の方が、日本人よりたくさんお酒を飲んでもカラダに悪影響がでにくいということです。

たとえば、力士は、たくさん食べてカラダを大きくしないといけません。後援会の人々とお酒を飲んだりする機会も多いでしょう。アルコールは、カラダにとっては異物なので、肝臓で処理されます。アルコールを摂取しすぎると、肝臓に負担がかかりすぎて、脂肪肝や肝炎になってしまう可能性があります。もしそうなると、カラダを大きくすることができなくなり、稽古にも励めなくなります。近年では、欧米人の力士も増えてきましたが、そういう意味では彼らは有利だと言えるかもしれません。

アルコール依存症の観点からも、欧米人と日本人では違いがあります。

アルコール依存症は脳の病気です。アルコールが脳に浸透するまで飲み続けないと、依存症にはなりません。肝臓が強い欧米人は、長く大量のアルコールを摂取し続けることができるため、アルコール依存症になりやすいと言えます。

それに対して、日本人の多くは脳を侵すほど、大量のアルコールを取り続けることはできません。その前に、肝臓がやられてしまうからです。

欧米人に比較的アルコール依存症が多く、日本人に肝機能障害が多いのは、こういう理由があるのです。

節度のある飲酒は、日本酒1合弱程度

お酒は飲んでもいいですが、節度のある飲酒を守るべき。節度のある飲酒とは、純アルコール量で定義します。お酒の種類によりアルコールの含有量が異なるため、一律に「コップ1杯まで」と決められないからです。

お酒に含まれる純アルコール量は、アルコール度数と容量で決まります。

たとえば、アルコール度数15％の日本酒を、1合（180㎖）飲むと、摂取する純アルコール量は次のように計算できます。

純アルコール量＝180（㎖）×0・15×0・8＝21・6g

最後に「0・8」を掛けるのは、アルコールの比重は水の80％だからです。

厚生労働省では、1日あたり純アルコール量20gを節度ある飲酒の上限としていますから、日本酒1合はやや飲みすぎです。

世界に冠たる長寿国日本には、100歳以上の「百寿者」が7万人を突破しています。2000年に健康・体力づくり事業財団が行った調査では、百寿者男性の約22％には飲酒習慣がありましたが、その量は「日本酒にして1合未満」が約93％とほとんどを占めています。このくらいなら「酒は百薬の長」なのでしょう。

日本酒以外の純アルコール量20gの目安は次のようになります。

純アルコール量20ｇの目安

ビール（度数5％）　500㎖
缶チューハイ（度数9％）　280㎖
焼酎（度数25％）　100㎖

ウイスキー・ジン（度数40％）　60㎖
ワイン（度数12％）　200㎖

この節度ある適度な飲酒量がずっと守れている人は、酒量を減らさなくても問題ありません。

アルコール依存症の実態

お酒を減らすべきなのは「多量飲酒者」と定義される人たちです。

厚生労働省では、多量飲酒者を「純アルコールで1日平均60gを超える飲酒をする人」と定義しています。節度ある適度な飲酒量の3倍以上飲む人たちです。

私なりにもっと単純に定義するなら、多量飲酒者とは平日は毎晩、泥酔するまで飲んで寝る人たち。休日は昼間から飲み、そのまま昼寝することもあります。

ただし、多量飲酒者とアルコール依存症はまったく違います。

私のクリニックの患者さんにも、危うい秘密を明かすように「私、実はアルコール依存症なんです」と告白する方もいますが、その大半は多量飲酒者です。

みなさんが想像しているほど、アルコール依存症は甘いものではありません。

多量飲酒自体は病気ではありませんが、アルコール依存症は病気。専門家による治療を要します。

アルコール依存症のリアルな実態は次の通りです。

アルコール依存症は第一段階で毎晩飲むようになります。これを習慣的飲酒といいます。

次に毎晩、泥酔するまで飲んで寝るようになります。多量飲酒段階です。

この時点ではどんなに深酒しても、翌朝になると起きて仕事をこなしています。午前中は軽くお酒が残っているときもあるでしょう。

多量飲酒を続けていると、次第に休日は昼から飲むようになります。それが進むと休日は起きてすぐ朝から飲みます。

そこから進行すると、休みの前日に深酔いするまで飲み、翌朝起きた直後から飲み始めて、昼頃に泥酔して寝ます。そして夕方に起きてすぐ飲み始め、夜になると泥酔して寝ます。泥酔して寝ていると眠りが浅いので、夜中に起きます。その直後から飲み始め、明け方に泥酔して寝ます。ようするに飲酒⇓泥酔⇓睡眠⇓飲酒⇓泥酔⇓睡眠……の繰り返しとなり、週末は寝ているとき以外、ずっと酔っ払っています。これを「週末連続飲酒」といいます。

それでも休み明けの月曜、朝どうにか起きています。出勤日もあればテレワークの日もあるでしょうが、どちらにしてもまともに仕事はできないでしょう。

やがて朝起きられなくなり、月曜の午前中は遅刻・欠勤するようになります。とても出勤できませんし、リモート会議の予定が入っていても参加できません。

初めは頑張って寝床から這い出し、体調不良を言い訳に遅刻や欠席の連絡を入れてから、午後になってようやく仕事を開始します。

そのうち月曜午後になっても起きられなくなり、無断で仕事を休みます。この時点で多量飲酒者のレベルは超えていますが、まだ真のアルコール依存症ではありません。

もっと進むと平日朝から飲むようになります。泥酔した翌朝、起きた直後から飲み始めるのです。これでは出社でもテレワークでも仕事になりません。

同時にアルコールのダメージで肝機能がダウンするので、慢性的な体調不良に陥ります。肝臓はアルコールの分解以外に、体内のエネルギー代謝のコントロールタワー的な役割を果たしています。その肝臓が深刻なダメージを受けると疲労が抜けず、生気がすっかり消え失せます。あまりに元気がないので、うつ病と間違われることもあります。

ここまで来るとアルコール依存症。毎日飲み始めてから15～20年が経過しています。

アルコール依存症は脳の病気

この段階に至ると勤め人は解雇されて当然でしょう。

超ホワイト企業なら、上司に相談すれば「しっかり休んで治せ」と言われるでしょう。しかし休んだとしても、もうお酒は止められません。

毎日が休みになると、飲酒⇒泥酔⇒睡眠⇒飲酒⇒泥酔⇒睡眠……を永遠にリピートするだけ。肝臓の状態は悪化し、γ-GTPの値が3桁（数百）とか4桁（1000以上）になります。γ-GTPは、肝臓でたんぱく質を分解する酵素の一種であり、飲酒量が多いと血液中の値が上昇します。正常値は男性で50IU／ℓ以下、女性で30IU／ℓ以下。それが3～4桁なら、肝臓はボロボロです。

医者や家族から飲酒を止められるのを心配して、健康診断の1週間くらい前から、にわか断酒でγ-GTPの値を下げようとする人もいます。けれど、それは無駄な抵抗。γ-GTP値の半減期（数値が半分になるまでに要する時間）は通常10日間で、しかもアルコールを長年飲用しているタイプは半減期が28日間ほどに延びますから、1週間断酒したくらいでγ-GTPの値は劇的には良くならないのです。

最終的に体調不良でカラダがどうにもならなくなり、病院に受診しに行きます。アルコールを断つためではなく、カラダが辛くて仕方ないので受診するのです。

アルコール依存症は意志の弱い、だらしない人がなる病気だと思うかもしれません。

それは大きな間違い。アルコール依存症は、アルコールによって長年脳が侵されて起こる病気。脳でアルコールに対する依存が成立すると、自らの意志では飲酒をコントロールできません。その点では、覚醒剤や麻薬への依存とまったく同じ構造です。

覚醒剤や麻薬で捕まった人の再犯率が高いのは、刑務所に入れて覚醒剤や麻薬を断ったとしても、脳内で成立した依存の構図は変わらないからです。覚醒剤や麻薬が止められないように、アルコール依存症になるとお酒は止められません。専門の病院で徹底的な治療を受ける他ないのです。

治療をしないアルコール依存症の末路はホームレス。家族、社会から見放されるのです。ホームレスの多くは何らかの依存症を抱えています。欧米諸国のホームレスには覚醒剤などの薬物依存症が多いのですが、日本ではアルコール依存症が少なくありません。日本では違法薬物は欧米よりも手に入りにくいのに、お酒は合法的に24時間、365日容易に手に入るからです。

減酒による5つのメリットを自覚する

アルコール依存症の実態を知ると、毎日お酒を飲んで「俺ってアルコール依存症かもしれない」と不安に思っていた人でも、自分は単なる多量飲酒者にすぎないと気づくでしょう。

さて、話を多量飲酒者に戻しましょう。

多量飲酒者は、アルコール依存症と違って病気ではありません。病院に行かなくても、自力でどうにかなります。目標は断酒ではなく減酒です。

アルコール依存症になると減酒ではなく断酒が求められますが、多量飲酒者は無理して止めなくてもOK。アルコール性肝障害、痛風などを避けて健康でいるためには、減酒で十分なのです。逆にいうなら、減酒で済む多量飲酒者の段階で、お酒との付き合い方を見直すべきなのです。

スパッと断酒ができたらそれはそれで良いのですが、理想を追って初めからハードルを上げすぎると失敗する確率が高くなります。

何度も失敗をおかすと酒量をコントロールしようとするやる気が落ちる恐れがあります。ですから、初めはハードルを下げて減酒を目指しましょう。

減酒を成功させるコツは、酒量を減らすメリットを意識すること。それがモチベーション・アップにつながります。

後述するように、減酒では一度の飲酒量を減らすよりも、まったく飲まない日（休肝日）を設けるのが狙い。そのメリットには次のようなものがあります。

メリット 1　生産的で豊かな時間がすごせる

多量飲酒時代は仕事が終わると毎日すぐ飲んでいたでしょう。仕事が終わったら、あとは酔っぱらって寝るだけの生活だったのではないでしょうか。

そんな暮らしでは夕方以降は飲酒以外、生産的なことは何一つできません。テレビや映画すら満足に観られませんし、酔っぱらったら本は1ページも読めません。趣味の時間も取れませんし、キャリアアップのために英語を学んだり、資格を取ったりといった活動に割く時間も捻出できないでしょう。むろん運動も無理です。

仮に午後7時〜12時までの5時間、毎晩お酒を飲んで時間を無為に使っていたとします。これを年間に換算すると、5×365=1825時間。1年のうち、2か月半(76日)も棒に振っている計算です。無駄だと思いませんか?

お酒を飲む日を減らしたら、この時間が有効に使えるようになります。

好きなテレビや映画を観たり、本を読んだり、趣味に使う時間が増えたりしたら、心が豊かになります。キャリアアップのために使えたら仕事にもプラスに働き、昇進や年収アップも期待できるようになり、人生が豊かになります。運動に時間が割けたら健康になり、若々しい肉体が手に入ります。減酒しないと損なのです。

メリット 2 無駄なお金がかからない

お酒が減らせたら、酒代が減ります。

ノンアルの夕飯なら、栄養バランスに配慮した食事でもおそらく1000円前後で収まるでしょう。ところが食事に多量の飲酒が伴うと、外飲みでも家飲みでもプラス2000円はかかります。1年間に換算すると2000×365＝73万円、1か月当たり6万円。それを減酒で半分にできたら年36万円、毎月3万円浮きます。

36万円あったら、年1回はパートナーと二人で海外旅行に行けます。月3万円あったら、いまより広いマンションに住んだり、職場にちょっと近い好立地のマンションに引っ越したりできます。お酒を6年間減らしたら200万円浮きますから、中古マンション購入の頭金くらいは捻出できそうです。

酔っぱらっている間、人生にプラスになるようなことは何一つできません。それなのにこれだけのお金を貯める機会を奪うのです。

メリット 3 体調が良くなり、仕事のパフォーマンスが上がる

お酒を飲みすぎるとその場・その瞬間の気分は良くても、あとで体調は必ず悪化します。翌日までお酒が残っていたりすると、体調はずっと悪いまま。何事にもアクティブに向き合えなくなります。

さしたる根拠もなく「俺はお酒に強い」と思い込んでいるとしても、アルコールは想像以上にカラダに長く爪痕を残します。

アルコールの血中濃度のピークは飲酒後30分以降に現れて、そこからアルコール濃度はほぼ直線的に下がります。体格や体質による個人差もありますが、平均すると１時間に処理できるアルコールは男性で９・０ｇ、女性で６・５ｇです。

仮に日本酒を５合（純アルコール量で１０８ｇ）飲むとすると、男性でも完全に代謝するには12時間を要します。夜の７時から飲み始めて９時に飲み終えたとすると、翌朝９時になってやっとお酒は完全に抜けるのです。本人は夜ぐっすり寝ているつもりでも、肝臓を始めとする内臓は夜通し残業を続けるわけですから、翌朝お酒が完全に抜けてもカラダには疲労が溜まっています。

かくてお酒を飲んで年がら年中体調が悪くて疲れ果てていると、なんでも後回しにしようとします。その結果、処理し切れない仕事が溜まり、毎度締め切りギリギリに、冷や汗ものでなんとか終わらせるようになります。

そんな綱渡りのような生活は長くは続きません。いつか手痛い失敗を犯してしまい、キャリアに泥を塗るハメになります。

減酒すると肝臓への不要な負担が減り、内臓に夜通しの残業を強いる必要もなくなり、体調が良くなってカラダが軽くなります。

行動がアクティブになり、仕事もテキパキこなせるようになります。

それまでは「3階上の営業部に用があるけど、なんか辛いからメールで済ませてしまおう」だったのが、「3階上の営業部に用があるから、直接行って話してこよう。運動になるから、エレベーターを使わずに階段で行ってみよう」と思えるようになるのです。

行動力が上がり、即断即決で必要なことを必要なタイミングで実行できるようになると、仕事のパフォーマンスも上がり、その道のプロフェッショナルとして成長できるでしょう。

メリット 4　見た目が美しくなる

毎日夜遅くまで飲んだくれてしまい、酔って倒れて寝るような生活をしていると、億劫でお風呂に入らない日も多くなるでしょう。

気を取り直して翌朝シャワーを浴びればいいのですが、二日酔いだとギリギリまで寝ているのでその余裕がありません。連日それでは不潔になります。ヘアスタイルを整えたり、スキンケアをしたり、男性ならヒゲをきれいに剃ったりする時間もありません。

多量飲酒を続けると、「酒焼け」して顔が土気色になります。酒焼けは健康的な日焼けとは１８０度異なり、顔色が悪くて不健康な印象しかありません。

飲酒が減らせたら、毎晩のようにお風呂に入って全身が清潔に保てます。毎朝早めにすっきり起きられるので、ヘアスタイルを整えたり、スキンケアしたり、ヒゲを剃ったりする時間的な余裕も生まれます。

お酒から余分なカロリーを摂らなくなると、カラダが引き締まってきます。「酒焼け」もなくなり、顔もギュッと締まって小顔になります。清潔感が増して身だしなみも整い、体型も顔つきもシャープに絞れると、イケメンになります。

美容整形を試みて成功すると「人生が変わった」とか「異性が優しく接してくれるようになった」と言いますが、多量飲酒者は美容整形をしなくても、お酒を減らすだけでそれに近い状況が体験できるのです。お得だと思いませんか？

メリット 5 コミュニケーション能力が上がる

孤独も飲酒へかき立てるファクターの一つであり、多量飲酒者はだいたい一人で飲んでいます。毎日一人で飲んでいると、他人と話すのが億劫になり、早く一人になってお酒を飲みたいと思うようになります。

するとリアル飲み会はもちろんオンライン飲み会の機会もなくなり、周囲と満足なコミュニケーションが交わせなくなります。

お酒を減らして休肝日を設けると、急いで一人になる必要がなくなりますから、周囲とリアルでもオンラインでもコミュニケーションが交わせるようになります。上司や同僚との意思疎通ができるようになると、仕事上でもプラス。コミュニケーション上手になると予期せぬモテ期が到来するかもしれません。

以上の5つのメリットに納得できたら、週1回から始めた休肝日を2回、3回、4回と増やせるようになります。

減酒を続けてメリットが自覚できると、「お酒に無駄金を使っていた、あの不健全で非生産的な日々に逆戻りしたくない」と思えます。「連日お酒に飲まれているより、生活も心も豊かにしたいし、モテて楽しく遊んだ方が楽しい。仕事にも支障が出ていた時代にサヨナラしたい」と願うようになるのです。

半年以上減酒生活を続けて自然にそう思えるようになると、その後もずっと減酒が継続できるようになります。いよいよその方法をお教えしましょう。

減酒の方法①週1回の半休肝日を作る

多量飲酒者がお酒を減らすときは日々の飲酒量を減らすのではなく、飲まない日を作ってください。いわゆる休肝日を作るのです。

飲酒量を減らして毎日飲むより、飲酒日数を減らす方が簡単です。事前に「今日はここまでで止めておこう」と決めていたとしても、お酒を飲み始めると理性が麻痺するので、自分との約束が守れないからです。

また飲酒量を減らして毎日飲むより、休肝日を作った方がカラダへのダメージが少なく、健康体にも近づけます。日々アルコールの解毒に追われていた肝臓に貴重な休日がプレゼントできるからです。

初めはハードル高めより、低めの方が取りかかりやすいですし、減酒の成功率も高まります。ですから、週1回の休肝日を設けるところからスタートしましょう。

しかも、いきなり完全に止めなくてもOK。飲酒量を減らした半休肝日を週1回作ることから始めてください。これなら長年毎日飲んでいた人でも、「それならやってみようか」と重い腰が上げられるに違いありません。

多量飲酒者の段階だと酔えれば何でも良くなっているので、飲酒量を減らす際は安価な缶入りのチューハイとビールを活用します。缶チューハイは、アルコール度数9%前後のストロング系ではなく、アルコール度数5〜6%のノーマルタイプにします。加えて最近増えてきたノンアルコール飲料も導入します。ここではノンアルコールビールを使っていますが、チューハイ好きならノンアルコールチューハイを使ってもOKです。

週イチの半休肝日作戦は、次の4段階で焦らずじっくりと進めます。

ステップ1　超ゆるいレベル

お好みの缶チューハイ（350㎖）をつまみとともにゆっくり2本飲み、次にノンアルコールビール（350㎖）を2本飲みます。

ノンアルコールビールだと物足りないと感じたら、ノンアルコールビール（３５０㎖）１本と本物のビール（３５０㎖）半分にしてもＯＫ。それ以上飲みたくなったら、すべてノンアルコールビールにします。そこで本物のビールは混ぜないようにしてください。

ステップ ２ ゆるいレベル

お好みの缶チューハイ（３５０㎖）をつまみとともにゆっくり１本飲んだら、次にビール（３５０㎖）を１本飲み、最後にノンアルコールビール（３５０㎖）を２本飲みます。

ノンアルコールビールだと物足りない人は、ステップ１と同じように、ノンアルコールビール（３５０㎖）１本と本物のビール（３５０㎖）半分にしてもＯＫ。それ以上飲みたくなったら、すべてノンアルコールビールで我慢。そこには本物のビールは混ぜません。

ステップ 3　ややゆるいレベル

ビール（350㎖）をつまみとともにゆっくり2本飲んだら、ノンアルコールビール（350㎖）を2本飲みます。

ノンアルコールビールだと物足りない人は、ステップ1〜2と同じようにノンアルコールビール（350㎖）1本と本物のビール（350㎖）半分にしてもOK。それ以上飲みたくなったら、すべてノンアルコールビールで我慢。そこには本物のビールは混ぜません。

ステップ 4　ややストイックなレベル

ビール（350㎖）をつまみとともにゆっくり1本飲み、次にノンアルコールビール（350㎖）を2〜3本飲みます。それ以上飲みたくなっても、すべてノンアルコールビールで我慢。本物のビールは混ぜません。

週1回、ステップ1からスタートして、それがクリアできたらステップ2→3→4とステップアップします。

ステップ4までクリアできたら、本物のビールを止めてノンアルコールビールのみにし、正真正銘の休肝日とします。そのうちノンアルコールビールに飽きて飲みたくなくなり、余計なお金を使わずに済むようになります。

減酒の方法②休肝日を週2回→3回→4回と増やしていく

週1回の休肝日にお酒が1か月間止められたら、次は休肝日を1日だけ増やして週2回にしてみましょう。これ以降、休肝日を追加する際、いきなり飲酒量ゼロにできないなら、ノンアル飲料を交えた前述の4ステップを踏襲してください。

週2回の休肝日を設ける際、筋金入りの多量飲酒者が2日続けて止めるのは難しいでしょう。連続させるのではなく、月曜と木曜、水曜と土曜は飲まないといった具合に2日くらいは飲酒をする日を挟んでみてください。脳は急な環境の変化を嫌うからです。

週2回の休肝日が1か月間続けられたら、次は休肝日を週3回にします。

今度は3回のうち2回は、2日続けてお酒を止める日を作ってください。たとえば、月曜&火曜＋金曜、火曜&水曜＋土曜という具合に休肝日を設けるのです。

お酒を止めると肝臓への負担が激減します。そして1日空けるより、2日続けて空けた方が肝臓は羽を伸ばしてゆっくり休めます。

2日連続して休肝日を設けるようになると、肝臓が元気になり、体調もみるみる良くなります。こうしたプラスの変化が自覚できたら、連日の飲酒がどれだけ自分にマイナスだったかが痛いほどわかります。それが減酒のモチベーションとなり、さらに休肝日が増やせるようになるのです。飲まない日の体調の良さを目の当たりにすると、飲む日の酒量にも少しずつブレーキがかかります。

週3回の休肝日が1か月間継続できたら、次は休肝日を週4回にしてください。

今度は2日ずつ連続して止めてみましょう。たとえば、月曜&火曜＋金曜&土曜は飲まないと決めるのです。この段階まで至ると飲む日よりも飲まない日の方が多くなります。不遇だった肝臓もずいぶん休めて楽になります。

多量飲酒時代と比べてみると、トータルのアルコール摂取量は格段に減っていますから、週4回の休肝日をゴールにしてもいいと私は思います。

「もっとやれそう！」と自信があるなら、あと1日増やして休肝日を週5回にしましょう。

どうしても飲みたくなったら どうするかを決めておく

減酒を習慣化する過程では、どうしてもお酒が飲みたくなる瞬間があります。その事実を知り、どう対処すべきかを事前に決めましょう。

お酒が飲める人は喉が渇いたり、お腹が空いたりすると、ふとお酒が飲みたくなります。そういうときはお酒ではなくミネラルウォーターを飲んで渇きを癒したり、空腹を満たすために軽く何か食べたりしてください。

ビールやチューハイのように炭酸系のアルコールが好きなタイプは、無糖の炭酸飲料を用意して飲むと良いでしょう。案外ビールやチューハイの代用品になります。ただし甘い炭酸飲料は肥満につながりやすいので避けます。

仕事が片付いてホッとした瞬間、予定がなく手持ち無沙汰な休日の午後など、お酒が飲みたくなるタイミングが事前に分かっているなら、お酒を飲んで酔っぱらったら決してできないことをそこで行うのも、飲酒を避ける賢い方法です。

お酒を飲んだらできないことの代表は運動。

仕事が終わったら、自宅やジムなどでトレーニングしましょう。多量飲酒者には、眠るためにお酒を飲んでいる人も少なくありませんが、トレーニングをすれば肉体的な疲労が溜まり、睡眠圧（眠気）が高まってお酒を飲まなくてもぐっすり眠れます。休日の午後に飲みたくなったら、自宅近くの公園や川沿いなどを軽く走ったりすると良いでしょう。

たとえ何らかの拍子に休肝日に飲んでしまっても、ヤケにならないでください。

一度の失敗など問題ではありません。減酒の習慣はそれくらいの失敗では壊れないもの。自己嫌悪に陥ったり、クヨクヨしたりしないでください。失敗した翌日からまた減酒生活をリスタートすればいいのです。

ただ一つだけ、やってはいけない行為があります。それは連続で失敗することです。

精神医学用語に、「連続飲酒発作」というものがあります。アルコール依存症にまでなってしまうと、減酒ではなく断酒する必要があります。断酒している人が「一度くらいいいだろう」と思って飲酒してしまい、その後、やめられなくて、連日、飲むようになってしまうことです。

一度の失敗は構いませんが、決してそれが続かないようにしてください。とくに減酒生活が1年未満だと、失敗が連続すると減酒習慣を放棄することもあり得ます。減酒習慣が1年以上続くまでは、2回以上続けて休肝日に飲酒しないように気を付けましょう。

運動を続ける
2

外発的動機付けから内発的動機付けへ

どのくらいの運動が必要かはわかっても、それを続けるのは大変です。どうやって動機付けをして、モチベーションを保ったら良いのでしょうか。

心理学によると、動機付けには、「外発的動機付け」と「内発的動機付け」があります。外発的動機付けとは、外から動機が与えられるもの。仕事にたとえるなら、「上司から叱責されたくない」「同期より早く出世したい」「給料を上げたい」という動機付けで、日々の仕事をこなしているのが外発的動機付けです。

内発的動機付けとは、自らの内面から湧き上がる興味、関心、意欲による動機付け。仕事が面白いから頑張るというのが、内発的動機付けです。

外発的動機付けでは、何らかのニンジンが目の前に吊り下げられないとモチベーションが保てません。内発的動機付けでは、ニンジンがなくても頑張れますから、一般的には外発的動機付けより、内発的動機付けの方が継続しやすいとされます。

この考え方を運動に応用するとどうなるでしょうか。

痩せて健康になりたい、体型を整えたい、質の高い眠りを手に入れたい、ＥＤを解消したい……。こうした目標で運動を始めるのは、すべて外発的動機付けです。運動自体に意欲の源泉がないからです。

運動習慣のない人は、誰でも初めは外発的動機付けからのスタート。運動を続けるうちにカラダを動かして汗をかくのが快適になります。すると運動自体が楽しくなり、内発的動機付けへ切り替わります。そして内発的動機付けで運動を続けているうちに、ダイエットやスタイルアップといったプラスの成果が得られます。

逆に言うなら、内発的動機付けに切り替わるような運動を見つけるべき。

43ページでWHOによる運動のガイドラインを示しました。有酸素運動ではウォーキングやジョギング、筋トレでは自体重トレをオススメしましたが、それがまるで楽しくないようでは長続きしないでしょう。

走るのが苦手なら、テニスやサッカーなどのスポーツで楽しみながら有酸素運動を行う手があります。ダンスにも有酸素の要素があります。

筋トレでスクワットやプッシュアップが好きになれないなら、少々強めのヨガ、ボルダリング、家庭菜園での機械に頼らない農作業などにも筋トレの要素があります。

いずれにしても自分が「楽しい！」「またやりたい！」と思う種目を見つけてください。

第3章

欲を分散して依存を抑制する

生理的欲求と社会的欲求

ここでは、第1章の「食欲に打ち克つ」と第2章の「減酒」を実行するための強力なサポート法を教えます。これをやると、食事制限や減酒が簡単に行えるようになります。最初に端的に言うと、食欲や飲酒欲を性欲に置き換えて、食欲と飲酒欲を減らします。その結果、食事制限や減酒がしやすくなります。

人間の欲（欲動）には、食欲、性欲、睡眠欲、排泄欲、休息欲があります。これらは、人間も含めた動物の本能です。食べなければ、寝なければ、排便・排尿しなければ、休まなければ生きていけません。性行為をしなければ、種の保存ができません。人間が滅んでしまいます。これらは動物に必要なことなのです。ただ、人の文化が多様化し、これらに大きな影響がでています。

街にはレストランがあふれ、美味しい物が、いくらでも食べられます。飽食の時代です。街には性サービスを提供する店もあふれています。人の食欲と性欲がおかれている現状は、他の動物とは大きく違ってきています。現在、食と性に関しては、空腹を満たすため、種の繁栄のため、といった生理的欲求を超えています。「より美味しい物を食べたい」「より楽しい性生活をおくりたい」となっています。

「より美味しい物を食べたい」「より楽しい性生活をおくりたい」とは、生理的欲求ではなく社会的欲求です。「金が欲しい」「偉くなりたい」と同じです。これが依存を招くのです。

依存の根源は快楽

先に、覚醒剤やアルコールは依存症になるが、糖には依存性はない、と指摘しました。とはいえ、太るとわかっているのに、甘い物がやめられない、コッテリ系のラーメンがやめられない、という人が多くいます。

覚醒剤、酒、ケーキ、ラーメンに共通するものは一体何でしょうか。それは「快楽」です。

覚醒剤なら「覚醒度があがり、超アゲアゲになり、同時に恍惚感も得られる」、お酒なら「抑制が取れて気分が大きくなり、自己愛が充足され、恍惚感もある」、食事なら「純粋に美味しいから求める。大きな満足感も得られる」といった「快楽」です。これらの「快楽」を求めて、薬物・アルコール使用、過食に陥るのです。

依存の根源が快楽とわかりました。では、この快楽をどう処理すれば依存が治るか。これが、もっとも知りたいことです。

悟りを開いたようで、つまらないかもしれませんが、「所詮、人間は依存を断ち切れない」が正解です。しかし、あきらめるしかないのかというと、そうではありません。この考えを逆手に取れば、「やめなくても、どうにかする」という発想ができます。

今までさんざん、やめる方法がもっともらしく提示されてきました。しかし、著効するものはありませんでした。これらは、机上の空論といってもいいでしょう。受け入れるしかありません。でも、それぞれに対する依存性を薄めて、弱い依存を持ち続けたまま健康に生きることはできます。やめる必要はないのです。

欲から欲へのスイッチで、欲を分散する

若いときは、酒は飲む、性行為も盛ん、食欲も旺盛、ギャンブルもします。ですから、すべての快楽に均等に力が向けられています。偏りがなく、浅く広く欲が分散されています。一つの欲に力が集中し、その快楽にのめり込んでいくと依存が起きるのだとしたら、若者のように、欲（＝快楽）が分散されていると依存が起きにくい、とは考えられませんか。依存は、経験が増えるなかで起きてきます。経験の少ない若者は、そのために依存が起きにくいとも考えられます。その通りだと思います。でも、若者における欲の分散が、依存形成の抑止力の一つになっていることは確実だと思われますから、これは依存抑制に活用できると思われます。

年とともに性欲は低下し、性行為は減ってきます。でも、食欲は、それほど落ちません。飲酒もできます。年とともに、できるものの欲だけが残っていきます。欲は、できるものに偏っていきます。酒を飲める人は、酒に走るでしょう。酒の方が食事よ

り依存性が強いからです。飲めない人は、食べる方にいくでしょう。飲めない人に甘党が多いのは、そのためですね。

このように、年とともに、快楽が酒か食に向けられていきます。両方ともカラダに悪いので、肝機能障害、糖尿病、高血圧、脂質異常症、肥満などの生活習慣病になります。なので、どちらの依存になったとしても健康被害が出ます。

一方、性依存では避妊用具を使い、きっちり性病予防をしている場合、健康被害はありません。ここで、性依存というものがあるのかという疑問がわきます。これは科学的なコンセンサスはないと思われます。性行為には薬物ほどの依存性はないです。性行為はなくても生きていけます。薬物は依存症になってしまったらなくては生きていけません。でも、最高のパートナーとの性行為から得られる快感は、薬物か、それ以上でしょう。なので、性行為は、依存性は低くても快楽の分散には使えます。

ギャンブル依存というものもいわれていますが、これも疑問が残ります。これも科学的なコンセンサスはないと思われます。ギャンブルも薬物ほどの依存性はありません。さらに言えば、ギャンブルには、薬物や性行為から得られるほどの快感もないでしょう。

数式で表すと、こういう形になるでしょうか。

・依存性：薬物＝アルコール＞食べ物＞ギャンブル＞性行為
・快楽：性行為≧薬物＝アルコール＞食べ物＞ギャンブル
ただ、ギャンブルにも多少は依存傾向があるので、快楽の分散には使えます。

健康を回復させるための欲の分散

ここで、依存回復に向けた一つのモデルを示します。

若いときは、暴飲暴食をかさね、性行為も盛んでした。ですが年とともに、精力は落ち、酒と食べ物にはまるようになりました。性欲は自慰行為で処理するようになり、それで満足。飲食に金がかかるので、ギャンブルは止めていました。ギャンブルは簡単に止められました。そのうち、太ってきて、カッコ悪くなってきました。何をするのも億劫で、少し動くと、息切れして滝のような汗が出ました。病院へ行くと、肝臓は悪く、高血圧、脂質異常症、糖尿病の一歩手前でした。「このままいくと、すぐ病気になる。酒をやめて、食事制限しなさい」と言われました。運動を始めると、体調が良くなり、痩せてきました。すこしカッコよくなり、まわりから、「最近痩せたね」「最近カッコいいですよ」と言われるようになりました。

この人は、依存までではなっていませんが、アルコールへの依存傾向、暴食になっています。

これらを治すには、どうすればいいのでしょうか。「依存を断ち切るには、欲を分散することです」と述べました。そう、若いときのように欲を分散して、一つに依存している力を薄めるのです。薄めるだけで、完全に止める必要はありません。やめないので実行は容易です。

若いときは、アルコール、食べ物、ギャンブル、性行為と快楽が分散していました。この時代に戻すのです。アルコール、食べ物に依存することは健康に良くありませんが、性行為に依存することはカラダに悪くなく、むしろ、健康でなければできません。

もっとも悪いことは、現在、健康に悪いアルコールと食べ物に対する欲が残り、健康に良い性行為への欲は減っていることです。性欲を取り戻し、性行為を再開して快楽を分散するのです。性に対する欲求を強くすれば、アルコールと食べ物への欲が減らせるのです。

欲のプライオリティーを決める

このモデルの根幹は、欲（＝快楽）にはキャパシティーがあるという仮説に基づいています。キャパシティーが10なら、現在、アルコールへの6と、食べ物への3、性欲への1で、構成されているとします。アルコールに6の力で、食べ物に3の力で、性欲に1の力で依存がかかっています。この力を依存力と定義しましょう。

ここに性欲を増やし、キャパシティーのうち、アルコールへの3、食べ物への2、性欲への5にできたとします。すると、アルコールの依存力は3に、食べ物の依存力は2に減少できます。

少しでも多くの欲を取り入れた方が、分散したときにそれぞれへの依存がより薄まります。一つでも多くの欲を取り入れましょう。ギャンブルも取り入れます。

ただ、先のように、ギャンブルでは、性行為、アルコール、食べ物ほどの大きな快楽は得られません。「飲みたくなったから、酒を飲む代わりにかるくパチンコでも行くか」などと、たまに、うまく利用する程度でいいと思います。

さて、それでは、何に重きを置くか。性行為への依存なら健康に悪くありません。むしろ、健康を維持しないと性行為はできません。やりようによっては、他より金もかかりません。

飲酒、食べ物に依存するのはカラダによくありません。お金もかかります。ギャンブルは、間違えば大金を失ってしまいます。私は性欲に重きを置いて欲を分散し、健康的な性生活を送ることができれば、自然と健康なカラダも手にすることができると思っています。

依存からの脱却は「毒をもって毒を制す」

よく、「依存を断ち切るため、酒に代行できるものを探そう」と言われてきました。じつは、ここで言っているのは、このことです。

今までと違うところは、依存物（欲の対象）を依存物（欲の対象）で代行することです。ずっと酒の代わりに、運動しろ、本を読めなどと言われてきたと思います。

しかしこんなものは代行品にはなりません。運動や読書に酒ほどの「渇望させる力」はありません。依存物は依存物で代用するしかないのです。快楽同士で置き換えるしかないのです。「毒をもって毒を制す」です。

依存する対象を増やし、それぞれの依存力を減らしましょう。そうすれば、それぞれは依存ではなく、嗜好程度になります。

このように、性行為に重きを置いた生活にして、飲酒量、食事量を減らしていきます。このような暮らしを心がければ、第1章の「食欲に打ち克つ」と第2章の「減酒」がしやすくなります。第1章と第2章で述べた食事制限法や減酒法を必ず実現できるようになります。

運動を続ける

3

セルフモニタリングで頑張りを〝見える化〟

「ローマは一日にしてならず」という諺があります。あるいは「千里の道も一歩から」という戒めもあります。何事も小さなことを継続しないと、偉大な成果は得られないもの。それは運動でも同じです。

運動はカプセル化できたら、どんな薬よりも有効ですが、それは継続が前提条件。運動は即効性のある魔法ではないので、三日坊主で終わっては何にもなりません。

しかし、運動習慣のない人ほど運動に即効性を求めます。2～3週間続けて体重が減らなかったり、筋肉に変化がなかったりすると、「頑張っているのに効かない」「自分には運動は向かない」と早合点して運動をドロップアウトしがちなのです。

個人差はありますが、有酸素運動でカラダが絞れてきたと感じられるのは、始めて3週間をすぎたあたりから。筋トレで筋肉が付いてきたと実感できるまでは、最低でも4週間はかかります。

目に見える成果が出てくれば、運動が効いていると実感できるようになり、外発的動機付けによって運動の継続が図れます。

肝心なのは、目に見える成果が実感できるまで、いかに我慢して運動を続けるか。そのために有益なのが、セルフモニタリングです。食事日誌や睡眠日誌もその一種です。

セルフモニタリングではどんな運動をどれくらい行ったかを記録します。普段使っている手帳やカレンダー、スマホなどに記録するのです。

セルフモニタリングを行うと、自分の頑張りが〝見える化〟できます。そして記録を振り返ってみると、「あんなに走るのが苦手だったのに、毎週3回サボらずに続けている」とか「スクワットの回数がだんだん増えてきた」といったポジティブな気持ちになれます。このポジティブな気持ちは、心理学では「自己効力感（セルフ・エフィカシー）」と呼ばれています。自己効力感とは、「自分はやればできるし、この先もできるだろう」という自信のようなもの。物事を持続する強力な原動力です。

セルフモニタリングのポイントは、初めのうちは成果を記録しないこと。

減量のために運動をすると、体重や体脂肪率を毎日測って記録したくなります。けれど、前述のように成果が出るまでにはタイムラグがあり、変化が少ないとガッカリして自己効力感が下がります。少なくとも1か月はあえて成果に目を向けず、運動の内容だけをセルフモニタリングします。変化が出る1か月以降は成果も記録して励みにしましょう。

第4章

ED治療こそが集大成

成人男性の4人に1人は
EDに悩んでいる

ここまで性生活を充実させ、暴飲暴食を減らし、健全な肉体を得ると言ってきました。それらはすべてＥＤ治療にも効果があります。逆に言えば、ＥＤの方はＥＤ治療に取り組めば、健康になり、若返ることもできるのです。ここでは、性生活を充実させるため、ＥＤについて話します。

体重や血圧や血糖値の話はわりとカジュアルにできるのに、親しい友人にも気軽に口にできない男性の悩みがあります。ＥＤです。

ＥＤとは「Erectile Dysfunction」の略。日本語では「勃起不全」と言います。ひと言でいうなら、性行為を行えるだけの勃起力が得られない状態です。

ひと口にＥＤといっても、勃起が十分でない「勃起不十分」、勃起しても途中でダメになってしまう「中折れ」、女性の膣内で射精できない「射精不全」などがあります。勃起不十分、中折れ、射精不全は、併発することが多いようです。男性不妊の20%ほどはEDによるとされます。

EDは早い人では30代、多くは40代後半から現れます。程度の差こそあれ、50代では多くの人がEDになっていると想定されます。ある調査によると、日本の成人男性の4人に1人はEDに悩んでいるそうです。

そんなに多くの人が悩んでいるのに、新聞でもテレビでも大きく取り上げられないのは、体重や血圧や血糖値などと異なり、いわゆる下ネタと考えられているからでしょう。

誤解しないでください。EDは断じて下ネタではありません。それどころか、体重や血圧や血糖値などと同じように、かけがえのないあなたの健康に赤信号が灯っている証です。それについてはのちほど触れます。

性に目覚めた思春期の頃、男性は毎朝陰茎が痛いほどの「夜間勃起」（朝立ち）で目覚めるタイプが大半でしょう。

勃起とは男性なら誰でも自然に起こる現象だと長年思い込んでいたのに、ふと気づけば、その勃起が不十分になっているのです。これは男性には大きなショックです。

EDは男性には屈辱的なので、最初は受け入れられません。

「この俺がＥＤになるわけがない」「今日はたまたま調子が悪かっただけだ」などと必死に誤魔化そうとします。

でも、性行為のたびに失敗を重ねるうちに、「俺もとうとうＥＤになったか」と最終的には観念して認めざるを得なくなります。

この時の絶望感は、ＥＤを経験した人にしかわかりません。患者さんに話を聞くと「人生、終わったな」という感じになるそうです。

女性でも40代後半から50代半ばにかけて生理がなくなる閉経を迎えると、「女性として終わった」という感想を持つそうです。その反面、「生理から解放されてホッとした」と告白する女性も少なくありません。

しかし、男性で「勃起から解放されてホッとした」と思う人はたぶんいないはず。大半は「オトコとして終わった」と深く落ち込むのです。

ＥＤは必ず治る

ＥＤになった時点で、カラダだけのお付き合いをしている女性がいたら、3回くらい失敗を重ねると確実にフラれてしまいます。そうなると、またフラれるのが怖くなり、新しい彼女を作る気力も消え失せます。

一度ＥＤを自覚すると、そのあとが大変です。一時的に良化の兆しが見えたとしても、ＥＤのトラウマをずっと引きずり、性行為の最中に「またＥＤになったらどうしよう」という不安が頭をもたげます。

「中折れする前にさっさと終わらせよう」と焦り、激しく動きすぎて不意に射精する失敗を犯すこともあります。これではまたフラれてしまいます。

でも、安心してください。ＥＤは必ず治ります。

ですから、「俺に限ってＥＤはないだろう」などと誤魔化さないで、ＥＤである自分を素直に認めてください。

太っている人が痩せるには、何よりも太っているという事実と向き合うことが求められます。デブであると認めない限り、ダイエットは始められないのです。

同じようにＥＤでも、ＥＤであるという現実を直視して、私がこれから紹介する方法を試してみてください。そうすればＥＤは必ず克服できます。

本章に従ってＥＤを治して性行為での成功が続けば、また自信を取り戻せます。成功が2〜3か月続くと、「もう大丈夫。二度とＥＤにはならないだろう」と安心できるので、性行為も正常化します。生涯現役、死ぬまでオトコが貫けるのです。

まずはＥＤかどうかを自分で判定

ＥＤかどうかは医療機関を受診してドクターに判定してもらいますが、簡易的に陰茎の硬さからセルフチェックもできます。

それがアメリカで開発された勃起の硬さスケールである「ＥＨＳ」。これは「Erection Hardness Score」の頭文字を並べたもの。0〜4の5段階で勃起力を評価しており、ＥＤの診断と治療効果を評価するツールとして臨床の現場で広く用いられています。

このアメリカ版ＥＨＳを元にして、２００９年に日本語版ＥＨＳ「勃起の硬さスケール」が開発されました。それは次のようになっています。

勃起の硬さスケール（日本語版ＥＨＳ）

グレード０　陰茎は大きくならない。
グレード１　陰茎は大きくなるが、硬くはない。
グレード２　陰茎は硬いが、挿入に十分なほどではない。
グレード３　陰茎は挿入には十分硬いが、完全には硬くない。
グレード４　陰茎は完全に硬く、硬直している。

出典／永尾光一／日本性機能学会雑誌24(1):1,2009

日本語版ＥＨＳだけでＥＤの診断はできません。あくまでＥＤを疑うための手がかりにすぎませんが、自己診断の手助けになります。

ここで問題になるのは、陰茎すなわちペニスの硬さをどう評価するか。同じ硬さでも、人によって感じ方は異なるからです。

そこで各グレードの硬さを、わかりやすく食べ物にたとえる専門家もいます。

グレード１の「大きくなるが、硬くはない」はコンニャク。これは納得ですね。

グレード２の「硬いが、挿入に十分なほどではない」はミカン。ただし、皮ごと握ったときの硬さ。皮を剥いたミカンではありません。

グレード3の「挿入には十分硬いが、完全には硬くない」はグレープフルーツ。こちらも皮ごと握ったときの硬さです。

グレード4の「完全に硬く、硬直している」はリンゴです。こちらも皮ごと握ったときの硬さです。

グレード1〜2だとＥＤの疑いアリ。グレード3以上の勃起力の獲得を目指してセルフケアを開始しましょう。

夜間勃起がなくなるのも、ＥＤのサインのひとつ

性的な刺激がなくても、勝手に勃起が起こることがあります。その代表とも言えるのが、夜間勃起。医学的には「夜間勃起現象（ＮＰＴ）」と呼ばれる現象です。眠りにはレム睡眠とノンレム睡眠があります。レム睡眠は比較的浅い睡眠であり、ノンレム睡眠はそれ以外の深い睡眠。レム睡眠は一晩に4〜5回出現しており、その間に夜間勃起現象が起こります。

後述するように、勃起には自律神経のうちでも副交感神経が関わります。レム睡眠になると副交感神経が優位になるため、勃起が生じるのです。

ヒトは主にレム睡眠のときに夢を見ますが、それが淫夢でなくても夜間勃起現象は起こっています。なぜ夜間勃起現象が生じるかは完全には解明されていません。

レム睡眠のたびに夜間勃起現象は起こりますが、レム睡眠は夜明けが近づくにつれて増えてレム睡眠の最中に目覚めやすくなります。そのタイミングで夜間勃起現象が起こると、夜間勃起として自覚されるのです。

「朝になると膀胱がパンパンになり、その刺激で勃起が起こる」という説もありますが、それは俗説。もしそうなら、日中でもトイレを我慢して膀胱がパンパンになるたびに勃起しているはずです。

思春期には毎朝の恒例行事だった夜間勃起が少なくなるのも、ＥＤのサイン。夜間勃起が減ると、ＥＤはより進みやすくなります。

夜間勃起現象の有無を確かめるために、「エレクチオメーター」という巻き尺のようなものを陰茎に巻いて寝る方法があります。夜間勃起現象があれば、巻き尺が引き伸ばされてメーターの数字が上がります。

より簡単に数枚綴りの切手を陰茎に巻き付けて、のり面を舐めて固定して眠る「スタンプテスト」という方法もあります。起床時に切手のミシン目がどこかで切れていれば、夜間勃起現象が起こった証拠。気になる人は試してみてください。

勃起の仕組み

EDとは、勃起がうまくいかないこと。ならば、EDを克服するために勃起とは何かを知っておいても損はありません。

勃起とは、陰茎が平素よりも太く長くなり、元気に立ち上がる現象。その原動力になっているのは血液です。陰茎に大量の血液が送り込まれると勃起が起きます。

陰茎の内部には、海綿体というスポンジ状の組織が詰まっています。海綿体は、白膜という硬い線維性の皮膜で被われています。

海綿体の実体は、毛細血管の集まり。毛細血管は心臓から血液を運ぶ動脈の末端であり、心臓へ血液を戻す静脈につながっています。

海綿体には、左右一対の陰茎海綿体と尿道海綿体という3本があります。

このうち勃起に関わるのは陰茎海綿体。

勃起時に尿道海綿体の体積は大きくなりますが、硬くはなりません。尿道海綿体の真ん中を尿道が貫いており、性行為をするとそこを精液が通ります。

脳が性的な刺激を感じたり、じかに性器を触られたりすると、大脳の性中枢が興奮。続いて脊髄の末端にある仙髄の勃起中枢が興奮します。勃起の始まりです。

すると副交感神経の一種である骨盤神経に続く陰茎海綿体神経から、アセチルコリンという神経伝達物質が分泌されます。アセチルコリンが陰茎海綿体の血管と神経に働くと、一酸化窒素（ＮＯ）という気体が分泌されます。

このＮＯが陰茎海綿体の毛細血管を緩めるシグナルを出します。血管を作っている平滑筋という筋肉内でサイクリックＧＭＰ（ｃＧＭＰ）の合成を促して、このｃＧＭＰが血管を弛緩&拡張。流れ込む血液が増えて勃起が起こるのです。

陰茎に血液が流れ込むだけでは勃起は完結しません。陰茎に流入する血液が増えたとしても、陰茎の毛細血管の出口である静脈を閉めてやらないと、穴の空いたバケツに水を溜めようとするようなものだからです。

勃起時に出口を塞ぐのは、「静脈閉鎖機構」という仕組み。血液がたっぷり流れ込んで陰茎海綿体が充血して膨らむと、海綿体と陰茎を包む白膜の間を通っている静脈が圧迫されます。こうして出口が閉じると行き場を失った血液で海綿体がパンパンになり、勃起が完成するのです。

勃起の仕組みを踏まえると、ＥＤの直接的な原因は、勃起に関わる神経に何らかの異常があるか、もしくは陰茎の充血に必要な血液が得られないからだとわかります。前者の神経系の異常で起こるＥＤは少数派であり、ＥＤの大半は血流が悪いか、もしくは血管に何らかの異変があるかのどちらかなのです。

ＥＤは危険を知らせる「炭鉱のカナリア」

性行為は幸せな人生に不可欠なもの。そのためにもＥＤは積極的に治療すべきです。しかしなかには、「連れ合いとは長年性行為レスだから、ＥＤでも困らない」とか「愛人を作る甲斐性もないから、ＥＤでも構わない」と軽く考える人がいるかもしれません。

それでも、ＥＤを決して放置しないでください。ＥＤのバックグラウンドには、死に至る怖い病が隠れている可能性があるからです。

前述のようにＥＤの多くでは、血流や血管に何らかのトラブルを抱えています。具体的には動脈硬化症です。

動脈硬化症についてはこれまで何度か触れました。改めて詳しく見てみましょう。

動脈硬化症とは、心臓から末端へ血液を運んでいる動脈の柔軟性が失われて硬くなり、内腔が狭くなって詰まりやすくなった状態。動脈硬化症を起こした血管に血栓と呼ばれる血の固まりが詰まると、その血管が養う組織が重大なダメージを負います。心筋梗塞や脳梗塞は、このようにして起きます。

カナダの著名な内科医であるウィリアム・オスラー博士は、「人は血管とともに老いる」という名言を残しました。

血管は、組織に栄養と酸素を運ぶ血液の通り道であり、人体のもっとも大切なインフラ。上下水道管やガス管や電線といった社会的なインフラは、古くなったら新しいものと交換できますが、血管というインフラはどんなに古くなっても交換できません。だから「人は血管とともに老いる」のです。そして動脈硬化症こそが、血管が古くなる最大の要因であり、血流を悪化させて老化や病気の引き金を引くのです。

動脈硬化症は全身の動脈で等しく起こりますが、細い動脈ほど影響が出やすくなります。陰茎に血液を運ぶ海綿体動脈の直径は1～2㎜。心臓を養っている冠動脈の直径はおよそ2倍の3～4㎜です。

海綿体動脈に動脈硬化症が起こってＥＤが生じているとしたら、その次はもっと太い動脈で何らかのトラブルが生じる危険があります。動脈硬化症で心臓の血管が詰まると心筋梗塞、脳の血管が詰まると脳梗塞になります。前述のように日本人の死因の2位は心筋梗塞などの心臓病、3位は脳梗塞などの脳卒中。両者を合計すると、犠牲者の総数は1位のがんに迫ります。ＥＤは、心臓病や脳卒中の危機が差し迫ったことを知らせてくれる「炭鉱のカナリア」なのです。

「性行為は卒業する」とうそぶく人でも、人生を卒業する（＝死ぬ）とまでは達観できないはず。だからこそＥＤ対策を早急に始めるべきです。

ＥＤの原因はストレスではない

ＥＤの原因の一つとして、必ずストレスが挙げられますが、精神科医として分析するとＥＤとストレスはほぼ関係ありません。

最近は何でもかんでもストレスのせいだと言われます。確かに何事も突き詰めれば、ストレスと何らかの形で関係しているでしょう。

だからといってストレスがＥＤの直接的な原因とは言い切れないのです。

仕事が非常に忙しく、そのストレスが溜まっていれば、性行為をしようと思いません。パートナーに求められても、性行為をする気力が湧きません。これは疲れているだけで、ＥＤではありません。こんな状況でもＥＤでなければ勃起します。

ストレスがＥＤの原因ではない証拠として、ストレスを和らげてもＥＤは改善しません。ＥＤの患者さんがゆっくり休息を取ってストレスを減らしたとしても、ＥＤは治らないのです。のちほど語るように体質を変えないとＥＤは良くなりません。

医者の仕事は病気を治すことだけではありません。「患者さんのＱＯＬを上げること」も重要だと私は思っています。

ＱＯＬは「Quality of Life」の略。日本語では「生活の質」です。

ＥＤになった患者さんは非常にショックを受けます。誰かに相談することもできず、一人でクヨクヨと悩むでしょう。もちろんパートナーにも相談できません。

それでは毎日の暮らしに張りがなくなり、ＱＯＬがうんと下がります。

ストレスでＥＤは起こりませんが、ＥＤはストレスの種となるのです。

ＥＤで悩む患者さんに、そのストレスを軽減するために精神科医がカウンセリングをしたとしてもＱＯＬは上がらないでしょう。患者さんのＥＤを治してストレスを取り除き、楽しい生活を取り戻してもらうのは医者の役目だと私は思っています。

ＥＤの原因はうつ病でもない

精神科医としての私の研究分野は、統合失調症の遺伝子的な研究。20年ほど前にアメリカのハーバード大学医学部にリサーチフェローとして3年半在籍して、来る日も来る日も遺伝子を研究する日々を送っていました。そして統合失調症を起こす遺伝子をいくつか見つけました。

統合失調症や自閉症と同じように、うつ病の発症にも遺伝的な背景があります。それによって脳内で神経伝達物質のセロトニンが減った結果、１００人に1人の割合でうつ病になると考えられています。

うつ病ではあらゆる欲望がなくなっています。性欲もありませんから、性行為をする気にはなれません。しかし、これはＥＤではありません。うつ病でも、その気になれば勃起はします。あくまでも、ＥＤは血流障害が原因です。うつ病で、血液の流れが悪くなることはありません。本当のＥＤになっている人は、うつ病が治ってもＥＤは治りません。

　本物のうつ病の発症率は１％です。ちなみに、ノイローゼでも「うつ」になりますが、本物のうつ病からくる「うつ」よりは症状は軽いものです。上記の数字は、ノイローゼから「うつ」は省いてあります。それにしても、１００人に１人がうつ病になるというのは、みなさんが想像しているより、かなり少ないと思われます。

　けれど、ＥＤは、うつ病より多いです。前述のようにＥＤは成人男性の４人に１人、25％が悩んでいるとされますから、発症率はうつ病の25倍。発症率からみても、うつ病とＥＤの相関はなさそうです。

男性ホルモンの減少も
ＥＤの引き金となる

ＥＤの背後には、男性ホルモンの減少が隠れている可能性があります。

男性ホルモンの大半はテストステロン。以降は、男性ホルモン＝テストステロンとして記述します。

テストステロンは、コレステロールを原料として男性では精巣のライディッヒ細胞と副腎で合成されます。精巣で作られるテストステロンは全体の約95％を占めており、その量は１日７㎎前後になります。

テストステロンの作用は多岐にわたり、筋肉や骨を合成したり、血液を作る造血作用を促したり、血管を強くしたり、動脈硬化症を防いだりしています。これらの作用は女性にも欠かせませんから、女性でも副腎や卵巣でテストステロンは合成されています。その濃度は男性の５～10％に達します。

テストステロンは血管に働いて、勃起を起こすときに鍵となるＮＯの産生を促してくれます。テストステロンに動脈硬化症の予防効果があるのは、ＮＯが血管を広げてくれるからです。テストステロンは、夜間勃起現象にも関わります。

テストステロンは加齢により減少します。テストステロンの減少による症状の一つが、他ならぬＥＤ。

歳を重ねるごとに減るのは、テストステロンのうちでも「生物学的活性テストステロン」と呼ばれるタイプ。

生物学的活性テストステロンには、肝臓で合成されるアルブミンというたんぱく質と合体した「アルブミン結合テストステロン」と、何とも結合していない「フリーテストステロン」という2タイプがあります。生物学的活性テストステロンはその名の通り、活性が高いのが特徴ですが、加齢で減りやすいという弱点があります。

生物学的活性テストステロン以外のテストステロンは、「ＳＨＢＧ結合テストステロン」と呼ばれるタイプ。肝臓が作るたんぱく質であるＳＨＢＧ（性ホルモン結合グロブリン）と合体したテストステロンであり、テストステロン全体の最大70％を占めます。このＳＨＢＧ結合テストステロンは分子量が大きすぎて細胞内に入れないため、テストステロンとしての活性はほとんど期待できません。

生物学的活性テストステロンとＳＨＢＧ結合テストステロンを合わせたトータルの

テストステロン量は、加齢で大きく減りません。しかし、実際は活性が高い生物学的活性テストステロンが歳とともに右肩下がりで減る一方、活性の低いＳＨＢＧ結合テストステロンが増えるため、中高年になると、ＥＤに陥る人が増えるのです。

ＥＤ
セルフケア

1

食事療法とサプリによる体質改善

いよいよ、ここからＥＤをセルフケアするための方法を紹介しましょう。

まずはサプリメントの摂取が効果的です。ちなみに、サプリメントは日本語で「補うもの」という意味です。

「勃起の仕組み」の節で、ＥＤの大半は血流が悪いことが原因だと書きましたが、血液がドロドロの場合は、血液をサラサラにするサプリが効果的です。具体的には、不飽和脂肪酸のＤＨＡとＥＰＡ、ナットウキナーゼ、カカオポリフェノールなどの成分が含まれたサプリです。カカオポリフェノールは、今はやりの低糖で高カカオポリフェノールのチョコレートでも代用可能です。ちなみにカカオポリフェノールは、一度に吸収される量が決まっているので、毎日、数回に分けて摂る必要があります。

また、前述しましたが血管がボロボロになっていることが原因の場合もありますので、血管を健康にするサプリを摂った方がいいでしょう。

ローヤルゼリーも摂った方がいいと思います。ローヤルゼリーは、蜂蜜とは全くの別物です。女王蜂だけが食べられる乳白色のクリーム状の物質で、他の蜂は食べられません。

女王蜂は、毎日これを摂ります。これも精力増進に非常に役立ちます。女王蜂は、他の蜂に比べて、体の大きさが2〜3倍、寿命は30〜40倍にもなります。女王蜂は、毎日、１５００〜２０００個もの卵を産み続けることができます。この精力を作る源となっているのがローヤルゼリーです。効かないはずがありません。積極的に摂ってください。１日に摂るべきローヤルゼリーの量は、５００〜３０００mgと言われています。私の患者さんで３０００mg摂って、まったく疲労感がなくなった、という方もいました。個人差はありますが、最低でも１０００mgは摂った方が効果が見込めると思います。

いわゆる強精剤も、効果は期待できると思います。一般的に、マカ、マムシ、すっぽん、鰻、牡蠣がいいと言われますが、これらは、どの強精剤にも大抵、含まれています。

ED
セルフケア

2 男性ホルモンの生産量を高める栄養素を摂る

次にテストステロンを増やすコツです。

テストステロンの合成には必須の栄養素があります。

テストステロンの原料はコレステロールですが、コレステロールは肝臓で合成できます。ですから、テストステロンのために、卵やバターなどからコレステロールをわざわざ摂る必要はありません。

テストステロンに必要なのはアルギニン、シトルリン、亜鉛、硫化アリルという４つの栄養素です。このうちアルギニンとシトルリンはアミノ酸、亜鉛はミネラル、硫化アリルはタマネギやニンニクの臭みの成分です。

アルギニンはテストステロンの合成を促すと同時に、血管を緩めて広げるＮＯの原料となります。ＮＯは、アルギニンから、ＮＯ合成酵素（ＮＯＳ）によって作られるのです。シトルリンとアルギニンは補完関係にありますから、この２つのアミノ酸はセットで摂った方が効果的です。

アミノ酸には、体内で合成できない必須アミノ酸と、合成できる非必須アミノ酸があります。アルギニンとシトルリンは非必須アミノ酸ですが、必要量を満たせないことが多く、それがテストステロンの不足に結びつくと考えられるのです。

亜鉛は体内で合成できない必須ミネラル。テストステロンの合成を促してくれます。

亜鉛の1日の摂取推奨量は成人男性10〜11mg、女性8mg。ところが、現状では成人男性8・9mg、女性7・4mgしか摂れていません。亜鉛を豊富に含む食品といえば、何といっても牡蠣。その他にはレバー、牛肉、パルメザンチーズ、煮干し、カニなどに含まれます。

お酒好きの人は亜鉛が足りなくなっている恐れがあります。お酒に含まれるアルコールの代謝で働くアルコール脱水素酵素（ＡＤＨ）という酵素には亜鉛が不可欠です。お酒を飲みすぎるとＡＤＨが亜鉛を浪費するので、亜鉛は不足しやすいのです。

最後の硫化アリルもまたテストステロンの分泌を促す作用があります。独特の臭みを持つタマネギやニンニクから摂取できます。

アルギニンやシトルリンはいわゆる強精剤にも含まれていますが、強精剤では含有量が不足していることも考えられます。

テストステロンの合成を促すには、1日にアルギニン3000mg、シトルリン1000mgほど欲しいところですが、そこまで大量に配合している強精剤はほぼありません。アミノ酸サプリメントから摂り入れた方が効率的です。

アミノ酸では「Ｌ」が付いている方が効果的。サプリを選ぶ際には成分表示に「Ｌ-アルギニン」と「Ｌ-シトルリン」と記されているものを選びましょう。アミノ酸にはＬ型とＲ型がありますが、体内で働くのはＬ型のみなのです。

アルギニンとシトルリンを摂っていると、体毛が濃くなり、筋肉も大きくなってきます。これはテストステロンの量が増えてきた証拠です。

この他、亜鉛や硫化アリルも食べ物だけから摂るのは困難。毎日のように牡蠣やニンニクを食べるわけにはいきませんから、サプリを活用した方が手軽です。

サプリには「精子を作る」とも言われるタマネギの皮の成分も入っています。

ED
セルフケア

3

内臓脂肪を減らすダイエット＆有酸素運動

ＥＤに悩むタイプには、お腹がせり出て太っているメタボ体型の人が少なくありません。せり出たお腹の正体は、内臓まわりに蓄積している無駄な内臓脂肪です。

メタボ体型でＥＤが疑われる人は、四の五の言わずに黙って痩せてください。

メタボリックシンドロームとは、内臓脂肪の溜まりすぎによる内臓脂肪型肥満が源流にあり、血圧、血糖値、血中脂質という3つの指標のうち、2つ以上が基準値を上回っているもの。

内臓脂肪が溜まりすぎると、内臓脂肪から動脈硬化症を悪化させる悪玉物質がじゃんじゃん作られるようになります。したがってメタボは動脈硬化症のリスクファクターであり、心臓病や脳卒中のリスクを高めます。そればかりか陰茎に血液を送る血管にも動脈硬化症を起こしてＥＤを招きやすくなります。

内臓脂肪を減らすには、食事からの摂取カロリーを減らし、運動などによる消費カロリーを増やしてエネルギー収支の赤字を作り出す必要があります。この赤字を補塡するため、内臓脂肪が燃えて動脈硬化症の進行にストップがかかるのです。

食事制限法については第1章で詳しく語った通り。加えて、内臓脂肪を減らすために試したいのが、有酸素運動（エアロビクス）。

有酸素運動とは、酸素を介して体脂肪を燃やしながらリズミカルに行う低強度のトレーニング。ジョギング（ランニング）がその代表格です。水泳やサイクリングも有酸素運動ですが、特別な道具や技術が不要で自宅周辺でいつでもできるという点では、ジョギングがいちばん習慣化しやすいでしょう。

有酸素運動に励むと、ＥＤを招く内臓脂肪から先に燃えやすいという嬉しい特徴があります。有酸素運動を行うとアドレナリンというホルモンが分泌されて体脂肪の分解を進めます。内臓脂肪はアドレナリンの感受性が高いために、有酸素運動で真っ先に分解&消費されやすいのです。

メタボ体型の人はおそらく運動嫌いであり、走るのは大の苦手でしょう。そこでまずは、ウォーキングから始めてください。

どうせ歩くなら散歩の延長線上のゆるいウォーキングではなく、途中で息が軽く弾むような速歩を加えます。速歩では、背すじを伸ばして胸を張った良い姿勢を保ち、骨盤を立てて前傾させたら、両腕を前後に振りながら大股でテンポ良く歩きます。

速歩を続けて呼吸が辛くなったら、ゆっくり歩きにペースダウンします。すると呼吸が楽になりますから、また速歩にチャレンジします。息は決して切れないようにするのが、肝心。ペースを上げすぎると酸素が足りなくなり、内臓脂肪が燃えにくくなるからです。

こうしてゆっくり歩き⇓速歩⇓ゆっくり歩き……を繰り返してください。トータルで30分以上行うようにしましょう。これを週2～4回実施します。

30分のなかで速歩の時間が半分以上を占めるようになれば、内臓脂肪を減らすのにかなり効果があると思っていいでしょう。

ウォーキングで内臓脂肪が減って体重が落ちるとカラダが軽くなり、ジョギングをする準備が整ってきます。速歩に慣れて徐々に歩くスピードが上がってきたら、今度は速歩とジョギングを組み合わせてみましょう。

初めは速歩からスタート。気分が乗ったらゆっくり走ってみます。呼吸が辛くなったら、速歩にペースダウン。こうして速歩⇓ジョギング⇓速歩……を繰り返します。週2～4回、一度に15分以上行うようにしましょう。体力が付いて慣れるにつれて速歩が占める時間が減り、最初から最後までジョギングできるようになります。そうしたらペースを変えずに走る時間をプラス5分、プラス10分と少しずつ増やしましょう。最終的には1週間にトータル150分以上行うことを目標にしてください（43ページ参照）。

有酸素運動を習慣にしていると、酸素を吸って必要な組織に届ける「心肺機能」が高まり、多少の運動では息が上がりにくくなります。

性行為を長い時間楽しむには心肺機能も不可欠ですから、その意味でも有酸素運動はオススメ。駅やビルなどの階段で息が上がりやすい人は心肺機能が落ちている恐れがありますから、くれぐれもご用心。

ED セルフケア

4 スロースクワット&PC筋トレーニング

EDのセルフケアには、筋力トレーニング（筋トレ）も有効。狙いは2つあります。

第1に、筋トレをすると筋肉が増やせます。筋肉は30歳をすぎて運動不足だと、年1%ほどの割合で減るとされています。

筋肉が減るとアクティブに動けなくなり、運動量が自然に減って消費カロリーがダウン。内臓脂肪が増えやすくなります。

加えて筋肉はじっとしている間も体温を作るために活発な代謝活動を行っています。それは、安静時でも消費されている「基礎代謝」の20%以上を占めます。基礎代謝は1日の消費カロリーの約6割を占めますから、筋肉が減ると基礎代謝も消費カロリーも落ちて、内臓脂肪が増えやすくなるのです。

こうした筋肉の減少と内臓脂肪の増加にストップをかけるのが、筋トレです。

第2に、筋トレに励むとテストステロンの分泌が促されます。テストステロンは筋肥大を促して内臓脂肪を減らす作用もあり、一石二鳥。

筋トレでとくに効果的なのはスクワット。筋肉の3分の2は下半身に集まっており、スクワットはその大半を一度に強化できるからです。スクワットが「キング・オブ・エクササイズ」と讃えられる所以。動画サイトで検索すると、スクワットの正しいフォームが動画で学べます。

自宅で行うなら、ゆっくりしゃがみ、ゆっくり立ち上がるスロースクワットが有効。

スロースクワットでは、鼻から息を吸いながら1、2、3、4とゆっくり4カウントして、太ももが床と平行になるくらいまで深くしゃがみます。

ボトムで1カウント静止したら、今度は口から息を吐きながら1、2、3、4とゆっくり4カウントで立ち上がります。

呼吸を止めないで膝をロックせずに行うのがポイント。10～20回×3～4セットを、1日置きに週3回ほど続けてみましょう。

スクワット以外にもう一つ、ED改善に有益な筋トレがあります。

それがPC筋トレーニングです。

肛門と睾丸の間の深部の骨盤の底には、内臓が落ち込まないようにハンモックのように支える筋肉群があります。これが骨盤底筋群。その一つに恥骨尾骨筋があります。英語の「Pubo Coccygeus Muscle」から付いた略称がPC筋です。

PC筋を鍛えると勃起力が増します。PC筋を締めると、陰茎の海綿体に流れ込んだ血液を内部に留め、勃起が持続できるようになるのです。

ＰＣ筋トレーニングのやり方は簡単です。

鼻から息を吸って肛門をギュッと閉じて、ゆっくり5カウント（5秒間）息を止めます。そして口から息を吐きながら、肛門をゆっくり5カウント（5秒間）緩めます。これを、一度に10〜20回行うのです。立っていても、座っていても、横になってもできますから、気づいたときに1日何セットかやってみてください。

筋トレをしたら、たんぱく質を摂りましょう。

筋肉は水分を除くとほとんどがたんぱく質。ですから、筋トレで筋肉を元気にするなら、たんぱく質の摂取をお忘れなく。

たんぱく質は、筋トレ直後に摂るのが効果的。筋トレ直後にたんぱく質を摂ると、筋肉の合成スピードがアップすることが知られています。

ただし筋トレ直後に、食べ物からたんぱく質を摂るのは大変です。消化吸収に時間がかかるため、運動直後の筋肉の合成に役立たないかもしれません。

そこで活用したいのが、プロテイン。プロテインとは英語で「たんぱく質」という意味ですが、日本でプロテインというと、牛乳などを精製したパウダー状のたんぱく質サプリを指します。プロテインは脂質がカットされており、無駄なカロリーを摂ら

郵 便 は が き

料金受取人払郵便

代々木局承認

6948

差出有効期間
2020年11月9日
まで

1 5 1 8 7 9 0

203

東京都渋谷区千駄ヶ谷 4-9-7

(株) 幻 冬 舎

書籍編集部宛

1518790203

ご住所　〒

都・道
府・県

フリガナ
お名前

メール

インターネットでも回答を受け付けております
http://www.gentosha.co.jp/e/

裏面のご感想を広告等、書籍の PR に使わせていただく場合がございます。

幻冬舎より、著者に関する新しいお知らせ・小社および関連会社、広告主からのご案内を送付することがあります。不要の場合は右の欄にレ印をご記入ください。

不要 □

本書をお買い上げいただき、誠にありがとうございました。
質問にお答えいただけたら幸いです。

◎ご購入いただいた本のタイトルをご記入ください。

『　　　　　　　　　　　　　　　　　　　　　　　　』

★著者へのメッセージ、または本書のご感想をお書きください。

●本書をお求めになった動機は？

①著者が好きだから　②タイトルにひかれて　③テーマにひかれて
④カバーにひかれて　⑤帯のコピーにひかれて　⑥新聞で見て
⑦インターネットで知って　⑧売れてるから／話題だから
⑨役に立ちそうだから

生年月日	西暦　　　年　　月　　日（　　歳）男・女			
ご職業	①学生	②教員・研究職	③公務員	④農林漁業
	⑤専門・技術職	⑥自由業	⑦自営業	⑧会社役員
	⑨会社員	⑩専業主夫・主婦	⑪パート・アルバイト	
	⑫無職	⑬その他（		）

このハガキは差出有効期間を過ぎても料金受取人払でお送りいただけます。

ご記入いただきました個人情報については、許可なく他の目的で使用することはありません。ご協力ありがとうございました。

ずに、たんぱく質のみを効率的に摂取できるというメリットがあります。

市販されているプロテインには、多くの種類があります。なかでも、筋肥大を促すうえで有効なのは、牛乳を原料とした「ホエイプロテイン」。「ホエイ」とは、牛乳の乳清のこと。ヨーグルトの上澄みです。ホエイは吸収が早いうえに、筋肉の合成を促しやすいという特徴があります。

定番のパウダータイプ以外に、プロテインドリンクやプロテインバーも増えてきました。コンビニでも買えますから、それを利用するのも良いでしょう。

ED セルフケア 5
自慰行為を適度な頻度と刺激で行う

自慰行為も、やり方次第でＥＤ対策に役立ちます。

精巣で精子が作られるまでには2～3日を要します。ですから、性行為前の2～3日は自慰行為を控えてください。精子がチャージされないと勃起力は落ちますから、うっかり自慰行為をすると勃起力がダウンします。

自慰行為の自粛期間は、性行為前の2日間なのか、それとも3日間なのか。それには個人差があります。

性行為前の３日間自粛すると、勃起力が上がる代わりに、早漏になるタイプもいます。早漏もＥＤと同様に気を付けたい性機能障害です。そういう人は自粛は２日間に留めた方がいいでしょう。自分に合うタイミングを見つけてください。

自慰行為のポイントは、あまり強く刺激しないこと。

どんなに締まりが良い女性でも、膣圧は男性自身の手で加える圧力より低いもの。手淫による強い刺激での自慰行為に慣れると、女性の膣圧では物足りなくなり、膣内で射精できない「膣内射精障害」につながります。ソフトタッチでの自慰行為を心がけてください。

自慰行為はきちんと勃起させてから射精で終わりましょう。勃起が不十分なまま、射精して終了すると、ＥＤにつながりやすくなります。

性行為の際にはコンドームを使うのが当たり前。それは望まない妊娠を避けると同時に、性感染症（性病）を予防する最低限のエチケットです。

ここで問題があります。コンドームを使用すると陰茎への刺激が弱まるのです。

それに慣れるため、自慰行為のときもコンドームを着用しましょう。コンドームをしたままのソフトタッチの自慰行為に慣れておくと、性行為でも正常な勃起と射精が得られるようになります。

ＥＤ治療薬だけでは解決しないこともある

勃起不全で悩む男性は昔から大勢いました。かつてはインポテンツや不能と呼ばれていましたが、１９９０年代末からＥＤという呼び名が使われるようになり、改めて注目を浴びました。なぜならＥＤの治療薬が登場したからです。

それがアメリカの製薬会社ファイザーが開発し、１９９８年にアメリカで発売を開始した『バイアグラ』。翌99年には日本でも発売が始まりました。

『バイアグラ』の有効成分はシルデナフィル。もともとは心臓病の一種である狭心症の治療薬として研究・開発がスタートしました。

残念ながら狭心症にはあまり効かなかったのですが、治験に参加した男性たちの訴えにより、副産物として勃起を促進する効果が確認されました。そこから、狭心症ではなく、ＥＤの治療薬として改めて認可を得ました。

シルデナフィルの作用は次の通りです。

まずおさらいすると、陰茎を充血させて勃起へ導くのは、ＮＯによって作られるｃＧＭＰという物質でした。海綿体の血管を緩めて拡張する作用があります。

ヒトのカラダには必ずアクセルとブレーキの両方が備わっており、血管を作る平滑筋にはアクセルとなるｃＧＭＰを分解するブレーキのＰＤＥ５（ホスホジエステラーゼ５型）という酵素が控えています。

ＰＤＥ５がｃＧＭＰを分解すると血管が拡張しないため、充血が起こらず勃起が保てません。シルデナフィルはこのＰＤＥ５の酵素活性を阻害するので、血管が拡張して充血が生じ、勃起が起こりやすく、また保たれやすいのです。

ここまで読み進めた読者のなかには、「ＥＤ治療薬が手に入るなら、ＥＤになっても何も怖くないじゃないか！」と思う方もいるでしょう。

でも、それは間違っています。この章で紹介したセルフケアを怠っていると、ＥＤ治療薬を飲んでも効かないことが多いのです。実際『バイアグラ』を飲んでいるのに、満足な勃起が得られないとこぼす患者さんは少なくありません。

セルフケアを行ってからＥＤ治療薬を飲むと、まさに「鬼に金棒」。金棒のような立派な勃起力が手に入り、ＱＯＬがビンビンに上がります。

自分に合ったED治療薬を探す

誤解している人も多いようですが、『バイアグラ』は媚薬ではありません。性的な刺激や性器への接触刺激がない限り、勃起は促さないのです。

性的な刺激が期待できるなら、性行為の60分前に飲むのが効果的。服用後、数時間は勃起力が保てます。服薬は1日1回までです。

シルデナフィルは食後に服用すると体内への吸収が大幅に減少します。空腹時の服用がマスト。できれば服用する4時間前から食べ物を摂らないでください。夜10時に性行為を始めるなら、夕方5時に食事を終えて、夜9時に空腹で服用しましょう。直近の食事（夕飯）はシルデナフィルの吸収を邪魔しないように、消化が良くて脂っこくないものがベスト。具が脂っぽくない「おにぎり」がいいです。性行為にはエネルギーがいるので、エネルギーになりやすい糖質を摂ってください。

飲酒は絶対にＮＧです。アルコールは脳を麻痺させて勃起のプロセスを邪魔しますから、お酒は性行為が終わった後のお楽しみに取っておきましょう。

どんな医薬品にも副作用があります。『バイアグラ』の副作用は、めまい、ほてり、手の震え、赤ら顔などです。これは多かれ少なかれ、必ず出ると覚悟してください。副作用は勃起不全を抑える作用とともに現れますから、これらが出てきたら「いよいよ効いてきたぞ」というサイン。

『バイアグラ』を飲んでいるとパートナーに悟られたくないなら、性行為をする部屋をなるべく暗めにしておきましょう。明るい部屋だと、相手に「何だかいつもよりも顔が赤いわよ」といぶかしがられるかもしれません。部屋の明かりは控えめにした方が、ムードも高まります。

『バイアグラ』には、有効成分の含有量が25㎎と50㎎という２タイプがあります（海外には１００㎎タイプもありますが、日本では認可されていません）。

ＥＤ患者さんの間で『バイアグラ』は大ヒット。その後、ＥＤ治療薬として『レビトラ』と『シアリス』が登場しました。このうち『レビトラ』は現在、生産を行う開発元のドイツ・バイエル社の事情で一時的に欠品状態となっています。

『レビトラ』の有効成分はバルデナフィル、『シアリス』の有効成分はタダラフィル。『バイアグラ』と同じようにいずれも元来は心臓病の薬であり、有効成分がＰＤＥ５

の作用をブロックして陰茎の血流を促進する働きがあります。

「ＥＤ治療薬としてはどれがベストですか？」という質問をよく受けますが、やはり『バイアグラ』がいちばん効くという患者さんが多いようです。

　クリニックの中には、『レビトラ』がいい、あるいは『シアリス』が効果的と強調しているところもあります。それはひょっとしたら患者さんの満足度を踏まえているわけではなく、何かの理由で『レビトラ』や『シアリス』を大量に仕入れてしまい、一刻も早く在庫をさばきたいだけかもしれません。

　現在では『バイアグラ』と『シアリス』の特許切れに伴い、両者のジェネリック薬も登場しており、より安価に手に入るようになっています。

　服用している薬や持病、既往歴などにより、ＥＤ治療薬が使えない人もいます。事前に担当医に確認してください。

第5章

眠りを変えれば人生が変わる

すぐに睡眠薬を出すドクターは眠りの専門家ではない

眠りは健康の土台を支えています。

日本人の５人に１人は、眠りに何らかの障害を抱えているとされています。睡眠障害は日本人の国民病なのです。

睡眠障害の大部分を占めるのは、不眠症。それには次の４つがあります。

- **入眠困難……床についてもなかなか（30〜60分以上）寝付けない**
- **中途覚醒……いったん眠りについても夜中に何度も目覚めてしまう**
- **熟睡障害……眠りが浅くて睡眠時間のわりに熟睡できない**
- **早朝覚醒……希望する時刻よりも朝早く目覚め、まだ眠りが足りないのに眠れない**

本章では、この不眠症をメインに対処術を語りたいと思います。

多くの日本人は眠りに関するトラブルを重視せず、病院で受診することもありません。風邪の症状や腹痛があると軽症でも病院に駆け込むようなタイプでも、眠りに何か悩みがあるからといって病院に行くことは滅多にないのです。

医者の側にも問題があります。

私のような精神科医には、不眠症の治療を得意にしている人とそうでない人がいます。私は前者で不眠症治療を専門の一つにしています。

専門家として最初に申し上げると、不眠症の大半は、少量の睡眠薬を使うか、あるいは睡眠薬を使わなくても治ります。

それにもかかわらず、精神科医に限らず、不眠症の治療を専門としていないドクターほど、生活指導を優先せず、すぐに睡眠薬を使おうとします。勉強不足で、利益を優先しているからです。

背景には、日本人の「薬好き」「薬漬け」もあります。

日本の医療費は年間42兆円を超えますが、そのおよそ18%に当たる7・5兆円は薬剤費。つまりお薬代です。日本の医者は薬を出すのが好きであり、患者側も薬をもらうと安心するという相互依存の関係があるのです。薬を出すのが好きな医者は、その方が患者のためになると思い込んでいるか、利益を追求しているかです。また、診察に来たのだから、何か薬でも出しておこうと、惰性のような感覚で処方している医者もいます。

不眠症には睡眠薬よりも「行動療法」が効く

不眠に悩む患者さんは睡眠薬を求めますが、私はまず「行動療法」を試してもらいます。私に限らず、眠りの専門家ほど、行動療法を第一選択肢とします。これを行わないで、患者さんの求めに応じて睡眠薬だけを出すようなドクターは睡眠の専門家ではありません。

行動療法とは、医者や心理士などが行うカウンセリングの一種です。

普通のカウンセリングは、クライアントの気持ち（内面）に焦点を当てていきます。その人の深い精神面を探索するのです。

しかし、行動療法はその名の通り、その人の行動（表面）に焦点を当てていきます。気持ちはほったらかしにしておくのです。先に行動が変われば、気持ちはその後から勝手に変わるからです。

不眠症による不快感もひとまず脇に置いておきます。なぜなら睡眠が良くなったら、不眠症に伴う不快感も自然に消えるからです。

眠りは健康の基本ですが、眠れないからといって即病気になるわけではありません。病気の人は体調が悪いから眠れないのです。その多くは眠れないから病気になっているわけではありません。

うつ病も不眠症からくると言われますが、そんなことはありません。うつ病には、うつ病の症状として不眠があります。不眠のせいで、うつ病になったわけではありません。「眠れないと病気になる」「うつ病になる」といった話は、それを信じている医者が言っているだけ。睡眠を専門にしている医者の中には、思い入れが激しく、どうにかして睡眠の重要性を広めようとしている医者が、他分野より多くいます。これは、睡眠というものが、もともとは精神医学の主流ではなかったという歴史があるからです。彼らは、睡眠の重要性を広めるため、あらゆるデータを持ち出します。「眠れないと糖尿病になる」などは、そういったたぐいの話の一つであり、広く認められていません。不眠症で悩んでいるなら、うつ病の疑いは一旦棚上げして不眠の行動療法にトライするべきだと私は考えています。

不眠症の行動療法は症状を軽くする対症療法ではなく、原因にアプローチして病を治す根治療法。数週間実行してもらうと、睡眠薬なしで眠れるようになります。早い人では、たった1週間で治ることもあります。しかも、それほど辛くありません。

行動療法をやらないと、睡眠薬の処方量だけがどんどん増えて、あっという間にてんこ盛りの睡眠薬を飲むハメになってしまいます。最悪の場合、睡眠薬をてんこ盛りにしても、眠れない不眠症患者さんもいます。

こういう不眠症患者さんが方針を転換して行動療法に向き合うと、てんこ盛りで眠れるようになります。睡眠薬の量も大幅に減らしていけます。最終的には、睡眠薬をほとんど使わなくても眠れるようになります。

不眠症の治療は行動療法を中心に行い、睡眠薬は使わないか、使っても睡眠をサポートする量を控えめに使うのが望ましいのです。

行動療法の基本となる眠りのメカニズム

行動療法の具体的なやり方を語る前に、眠りのメカニズムについておさらいしておきましょう。行動療法は眠りのメカニズムを踏まえた根治療法であり、眠りについて深く知るほど納得感を持って取り組めるからです。

メカニズム 1
概日リズムと体内時計

ヒトは、日が上っている明るい昼間に活動し、日が沈んで暗くなった夜間に休息する「昼行性動物」です。ネズミなどのように、同じほ乳類でも、日が沈んで暗くなった夜間に活動し、日が上っている明るい昼間に休息する「夜行性動物」もいます。

昼行性でも夜行性でも地上の生き物は、一定周期で生体反応を繰り返すリズムを持っています。これは「生体リズム」と呼ばれます。

ヒトの生活も生体リズムをベースとしており、体温や血圧、血糖値やホルモン分泌などはそれに応じています。もちろん睡眠と覚醒も生体リズムに従っています。

もっとも重要な生体リズムは、地球の自転による明暗の切り替えに応じた1日24時間周期をもつ概日リズム（サーカディアンリズム）です。

この概日リズムを休まず刻んでいるのが、体内時計。

ヒトの体内時計の正体は、生殖細胞を除くすべての細胞が持っている「時間遺伝子」と呼ばれるもの。

時間遺伝子は複数の遺伝子をシンクロさせて24時間周期を刻んでいます。

ヒトは37兆個ともいわれる多数の細胞の集まり。各々の細胞がてんでバラバラの時計に基づいて活動していては困ります。

そこで脳の視床下部の視交叉上核という場所に、全身の細胞の体内時計を同期させるマスタークロックがあります。視交叉上核は左右一対であり、あわせて4万個以上の神経細胞が集まっています。

真っ暗な環境では、このマスタークロックは24時間よりやや長いリズムを刻んでいます。朝になって光を浴びると網膜から視神経を介して視交叉上核に情報が伝わり、体内時計のマスタークロックが24時間周期にリセットされます。すると、電波時計が標準電波送信所からの電波で時計合わせをするように、全細胞の体内時計も同期するのです。光の刺激以外にも、朝食などの食事による刺激、自律神経、ホルモンなどが同期を促します。

不眠症の大半は、この体内時計の精巧な仕組みが狂って起こります。

メカニズム 2 体内時計とメラトニン

明暗以外に体内時計が時を正確に刻むのを助ける存在があります。

それがメラトニン。脳の松果体という場所から分泌されるホルモンであり、朝起きて日の光を浴びてから14～16時間後に脳内で増えてきます。

明るい日中はメラトニンの分泌はゼロ。これはメラトニンを合成している酵素の働きが、光を浴びると抑制される仕組みによるものです。

メラトニンの元になるのは、脳内で分泌される神経伝達物質であるセロトニン。覚醒を維持したり、意欲を保ったりする働きがあります。すでに触れたように、うつ病はこのセロトニンが十分に機能しないために起こります。

健康な人の脳内ではセロトニンは朝のうちにたくさん作られます。そして日が落ちると、セロトニンからメラトニンを作る酵素の働きが活性化。メラトニンにより、明暗のメリハリがはっきりして体内時計によって眠りの準備が整えられます。

体内時計を狂わせないためには、日が落ちて外が暗くなったら、それ以降は強い光を浴びてメラトニンが減らないようにする工夫が求められます。

メカニズム

3 自律神経

自律神経とは、カラダの機能を自動的に整えているシステム。血液循環、呼吸、血圧調整、体温調整、消化吸収といった生きていくために絶対必要な働きは、自律神経でコントロールされています。

自律神経は交感神経と副交感神経という2つの系統からなり、その中枢は脳の視床下部にあります。自律神経もまた体内時計の支配下にあります。

日が上って体内時計がリセットされると、交感神経が優位になります。交感神経は、心拍数を上げたり、細胞のエネルギー源となる血糖値を高めたり、体温を上げたりして心身を活動的に整えます。

日中でも状況に応じて交感神経と副交感神経は切り替わりますが、日が沈んで暗くなると交感神経メインから副交感神経メインへとスイッチされます。

副交感神経は、交感神経とは対照的に心拍数、血糖値、体温などを下げて、心身を落ち着かせてリラックスモードへ誘い、眠るための準備を整えます。

交感神経と副交感神経のバランスが乱れると、不眠症が起こります。夜遅い時間に激しい運動をしたり、残業で緊張を強いられたりすると、交感神経が興奮して優位固定されたままとなり、副交感神経に切り替わりにくいので、寝付きが悪くなります。

メカニズム

4　ノンレム睡眠とレム睡眠

体内時計の働きで眠りに落ちると、ノンレム睡眠とレム睡眠という2つの眠りを交互に繰り返すようになります。

143ページの図を見てください。

図からわかるように眠るとまずはノンレム睡眠が訪れます。ノンレム睡眠では、脳がスリープモードに入り、活動は低下します。

それから90分すると、脳はスリープモードを終えて活動を始めます。目覚めることはありませんが、起きているときと同じくらい脳は活動しています。これがレム睡眠。脳はアクティブに動いていますが、五感からの情報の入力（インプット）も、筋肉などへの情報の出力（アウトプット）も遮断されます。

ノンレム睡眠とそれに続くレム睡眠は90分周期で朝まで繰り返されます。

レム（ＲＥＭ）とは、「Rapid Eye Movement」の略。日本語にすると「急速眼球運動」であり、寝ている間に閉じた瞼の下で目玉が急速に動いていることから名付けられました。初めに見つかったのはレム睡眠であり、それ以外の眠りは「レム睡眠ではない」という意味でノンレム睡眠と名付けられたのです。

レム睡眠は比較的短時間で終わり、再び脳がスリープモードに入るノンレム睡眠が訪れます。朝方になるとレム睡眠の時間が長くなります。一晩の睡眠に占めている割合はノンレム睡眠が約80％、レム睡眠が約20％です。

ノンレム睡眠とレム睡眠にはどのような違いがあるのでしょうか。

簡単に言って、ノンレム睡眠は深い眠りで、レム睡眠は浅い眠りです。皆さんが熟睡といっているのは、おもにノンレム睡眠です。

睡眠の経過図

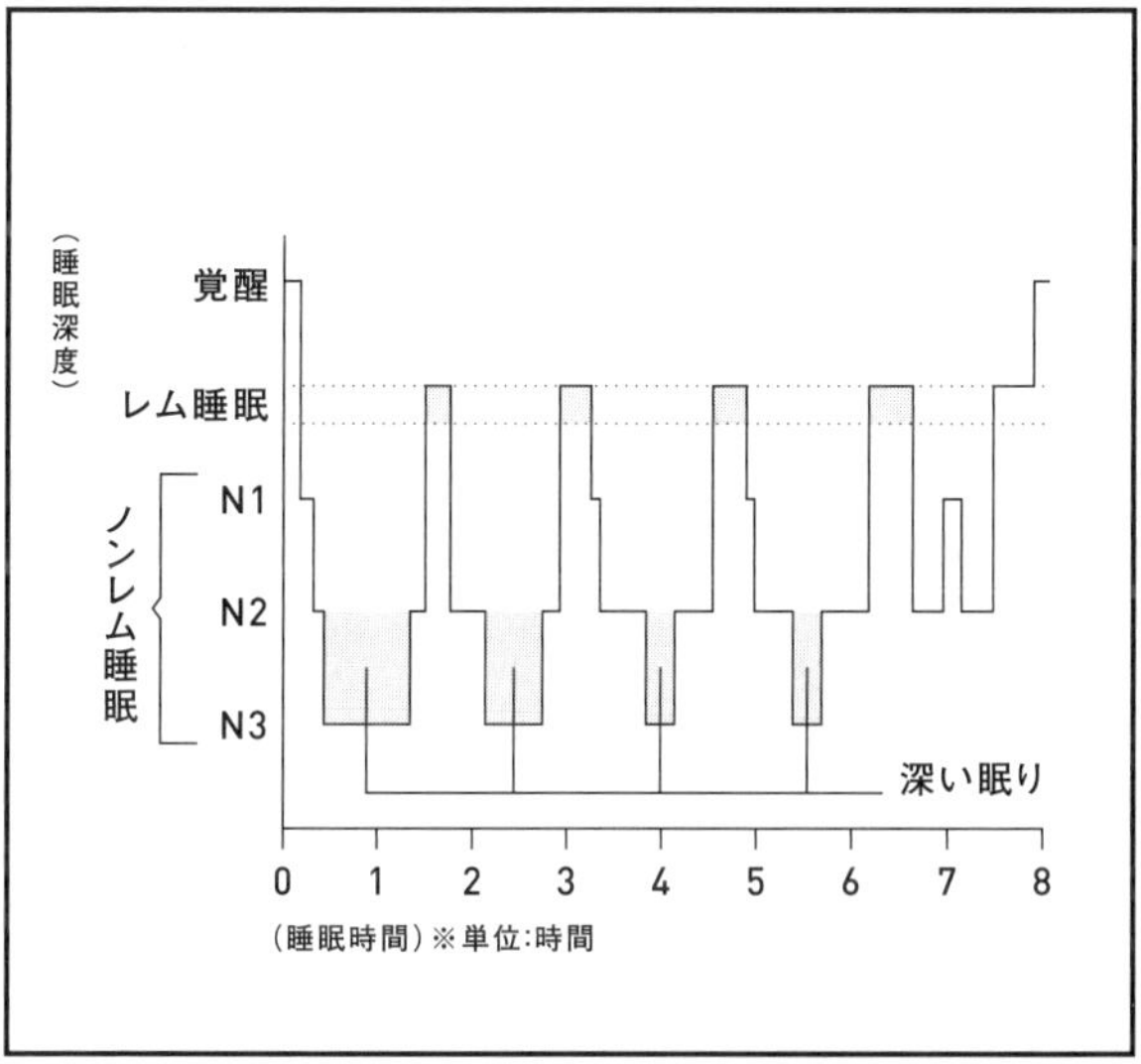

アメリカ睡眠学会の判定基準により、ノンレム睡眠はその深さでN（non-REM）1からN3の3つのステージにわけられます（143ページ図参照）。

専門的には、そのステージの判定は脳波で行います。

完全に覚醒しているときは周波数が高いベータ（β）波が観察されますが、覚醒時に目を閉じると周波数が低いアルファ（α）波がでます。眠りに入ってノンレム睡眠が訪れると、アルファ（α）波が消失します。眠りが深くなると、さらに周波数の低いシータ（θ）波に変わり、最終的には周波数がもっとも低いデルタ（δ）波になります。N3で、もっとも睡眠が深くなると、デルタ（δ）波が全体の50％以上を占めます。ちなみにレム睡眠はN1に近い脳波像を示します。

寝入りばなに訪れるノンレム睡眠では、N3のいちばん深い睡眠まで到達します。このとき、脳の下垂体から成長ホルモンが分泌されます。成長ホルモンはカラダのメインテナンスを行います。「寝る子は育つ」というように、成長期には成長ホルモンの働きで筋肉や骨が大きく育ちます。

レム睡眠では夢を見ています。明け方にはレム睡眠が増えるので、明け方に見た夢は覚えていることが多いのです。

睡眠の行動療法、10のポイント

眠りのメカニズムを頭に入れたところで、いよいよ睡眠の行動療法を紹介します。まずは10のポイントの概略を述べます。ざっと眺めてもらうと、そんなに難しいことではないと安心してもらえるはずです。

行動療法の10のポイント

①年齢に応じた睡眠時間の減少を受け入れる
②「不眠なんて大したことない」と開き直る
③規則正しい生活リズムを作る
④何時に寝ても起きる時刻は同じにする
⑤30分以上の昼寝をしない
⑥日中ゴロゴロしないで、できるだけカラダを動かす

⑦毎朝日の光を浴び、夕方以降は強い光をできるだけ浴びない
⑧夕方以降はカフェイン飲料を控える
⑨毎日浴槽入浴をする
⑩寝る時刻にはこだわらない

このうち行動療法の中心となるのは③から⑩まで。①と②で年齢に応じた睡眠時間の減少がすんなりと受け入れられて、「不眠なんて大したことない」と開き直れたら、それは不眠症ではありません。③から⑩は不要。いまのままの睡眠でも、健康に何の悪影響も引き起こさないでしょう。

①と②ができない人は、③から⑩までの行動療法を行います。そのうえで必要ならば、睡眠薬をサブ的に用います。

③から⑩ができないうちに、いくら睡眠薬を増やしても眠れません。前述のように行動療法を試さないで睡眠薬だけでどうにかしようとしても、絶対に上手くいきません。自分が変わる努力を放棄して、医者や睡眠薬に何とかしてもらおうとするのは、あまりに他人任せでムシが良すぎるのです。

快眠を取り戻すために何をやるかをリストアップしたところで、それぞれについて

踏み込んで解説してみましょう。

行動療法のポイントを解説

1 年齢に応じた睡眠時間の減少を受け入れる

必要な睡眠時間は年齢によって変わります。

若いときは心身が活発に活動していますから、疲労回復のためにそれだけ長い睡眠時間を要します。ですから、10時間でも12時間でも平気で寝ていられるのです。

年を重ねるにつれて心身のアクティブな活動量が減ります。「俺は若いときと何も変わらないぞ！」と虚勢を張っても、細胞レベルで活動量は確実に落ちます。すると、若いときと同じように長時間、熟眠できません。

それは加齢による生理的な現象であり、シミやシワと同じように黙って受け入れる他ありません。シミやシワが自然な老化現象で病気ではないように、若いときと同じように眠れなくても不眠症ではないのです。

日中に耐えがたい眠気がなく、活動に支障がなければ、必要な睡眠時間は取れていると理解しましょう。若い芸能人には「どこでも眠れるのが特技です！」と胸を張るタイプもいますが、それは活動量に見合う睡眠が確保できていない慢性的な睡眠不足の証拠です。決して誇れることではありません。

個人差はありますが、多くの方は50歳を超えたくらいから睡眠時間が減り始めます。そして若い頃は宵っ張りの朝寝坊の夜型（フクロウ型）が多かったのに、徐々に早寝早起きの朝型（ヒバリ型）へと変化します。

50代になると夜11時か12時に寝て、早朝4時か5時頃に目が覚めて、その後はウトウトするか、また眠れても眠りは浅くなるのが普通。3時か4時頃に目が覚め、その後ずっとウトウトしているという人も少なくありません。

60代以降は輪をかけて長く眠れなくなります。夜10時か11時頃に寝入り、昔でいう丑三つ時の深夜2時か3時に目が覚め、その後ウトウトします。再度眠れる日と眠れない日があり、たとえ眠れたとしても眠りは浅くなります。

睡眠時間だけではなく、眠り方も加齢で変わります。

赤ちゃんは眠るのが仕事のようなもの。短時間の睡眠を1日何回もします。これを「多相性睡眠」と呼びます。食べて遊ぶ以外は日がな一日寝ている飼い猫を見ればわかるように、多くの動物たちは多相性睡眠です。

大人になると1日に1回長時間眠るようになります。これを「単相性睡眠」と呼びます。ところが高齢者になると、また多相性睡眠に戻ります。単相性睡眠の1回の眠りは深いのですが、多相性になると1回ごとの眠りは浅くなります。睡眠時間の不足を昼寝でカバーするようになり、多相性睡眠へと変わるのです。

この傾向は男性に強く見受けられます。女性は年を取っても男性よりも比較的長くまとめて眠れるようです。

ヒトは心身が求める時間以上の睡眠を取ることはできません。したがって加齢に伴って、睡眠時間は少なくなります。

ですが、多くの人は、年を取っても若いときのように眠れると信じています。

私のクリニックにも時折、70歳を超えているのに、「5時間しか眠れない。毎晩6時間以上寝たい」と悩んで来院する方がいます。

そういう方には「70歳を超えたら、6時間以上ぐっすり眠るのは無理です。いまが正常なのです」と説明します。「不眠症ではないので、睡眠薬は出しませんよ」と説明して納得してもらい、処方箋なしで帰ってもらいます。こういうタイプに睡眠薬を出して毎週来院させるようなドクターは良い医者ではありません。

何事にも例外があり、睡眠時間に関してもロング・スリーパーとショート・スリーパーがいます。

ロング・スリーパーは9時間以上寝ないとダメなタイプであり、ショート・スリーパーは5時間以下で十分というタイプ。私は後者であり、深夜1時に寝て、毎朝5時に起きる4時間睡眠でも日中眠くありませんし、体調も良好に保てています。

私のように「毎晩4時間しか眠れないけど、何も困らない」という人も正常ですから、心配しないでください。日中の眠気で困らなければ十分と考えましょう。

2 「不眠なんて大したことない」と開き直る

長い時間熟眠できなくても、日常生活や健康に大きな支障がなければ大丈夫。まして週に1日くらい眠れない日があっても普通のこと。「不眠症になってしまったのかな」と深く考えすぎないでください。「不眠になってしまったのか」⇒「不眠になったらどうしよう」⇒「不眠になりたくない」といった思考の悪循環が起きると、それが本物の不眠症の引き金になります。開き直れば、多少眠れない日があっても気にならなくなり、不眠症にはなりません。

真面目なビジネスパーソンが「明日は絶対落とせないプレゼンテーションがあるから、眠らないと仕事に差し障る」と焦ると、余計眠れなくなります。不安や心配事があると、ヒトは眠れないのです。ひと晩くらい眠れなくても大騒ぎすることはないと覚悟を決めて、不安や心配にさいなまれなくなれば、それも不眠症ではありません。

3 規則正しい生活リズムを作る

ここからが不眠症に対する本格的な行動療法です。

初めに大事にしたいのは、規則正しい生活リズムを作ること。

「ナイン・トゥ・ファイブ」を基本に働いている一般的なビジネスパーソンなら、朝早く起きて夜早く眠るという生体リズムを崩さないようにします。

在宅勤務の普及でテレワークが増えると、決まった時刻に職場に出向く必要がなくなります。すると夜更かしをしたり、朝寝坊をしたりしがち。それでは体内時計のリズムが大いに乱れて不眠症のきっかけとなります。

1日3食の食事のリズムも一定を心掛けます。食事の乱れは、細胞レベルで体内時計の乱れにつながりやすいのです。とくに朝食は、前述のように全身の体内時計をシンクロさせる役割の一端を担います。

3食はだいたい5時間置きに食べるのが正解。朝食を食べてから5時間後に昼食、昼食を食べてから5時間後に夕食を食べます。朝食が8時なら昼食は13時、夕食は18時です。それ以外の時間帯の間食、夕食後の夜食は極力控えてください。

平日だけではなく、休日も規則正しい生活リズムを崩さないようにします。

休日で何も予定がないからといって朝寝坊をすると、せっかくの平日の体内時計のリズムが乱れます。

毎朝7時に起きている人が、前日夜更かしをして3時間寝坊して10時まで寝ていると、体内時計は遅れて後ろにズレます。土日とも朝寝坊すると、体内時計がもっと遅れて後ろにズレてしまいます。するとメラトニンが分泌されるタイミングが遅くなり、またその量も減るため、寝付きが悪くなります。これは海外旅行で起こる時差ボケのような状態で、「社会的時差ボケ（ソーシャル・ジェットラグ）」と呼ばれます。

海外旅行時の時差ボケがすぐにリセットできないことからわかるように、一度狂った体内時計を正常に戻すのは至難の業。起きる時刻を固定しても、体内時計が本調子になるまで2～3日かかります。海外旅行には滅多に出かけずとも、週末ごとに朝寝坊を繰り返すと時差ボケ状態が慢性化します。

すると週明けの月曜日は、いつもの時刻に起きても眠気が取れず、体調が優れません。これは俗に「ブルー・マンデイ（憂鬱な月曜日）」と呼ばれる現象。

そもそも休日に寝坊したくなるのは、平日の睡眠時間が足りない証拠。寝坊しなくても済むように、平日の睡眠リズムを見直しましょう。休日の寝坊は1時間以内に留めるのが理想的。1時間くらいのズレなら体内時計は大きく狂いません。

4　何時に寝ても起きる時刻は同じにする

規則正しい生活リズムを作る第一歩は、朝起きる時刻を決めること。前の晩何時に寝ても、起床時刻は固定してください。

ヒトは何時に眠るかは決められませんが、何時に起きるかはコントロール可能。目覚まし時計をセットすれば済む話です。

昔から健康の秘訣は「早寝早起き」と言われてきましたが、実際は「早起き早寝」が正解です。前述のように体内時計は朝の光を浴びてから動き始めるので、何時に起きたかで何時に眠れるかが決まるのです。

ビジネスパーソンは通常、始業時刻から逆算して起床時刻を決めているでしょう。それに加えて十分な睡眠時間が確保できる時刻に起きることも大切です。在宅勤務になっても、出勤日と同じ時間帯に起きるようにしましょう。

必要な睡眠時間には個人差がありますし、前述のように年代によっても変わってきます。働き盛り世代の20〜40代は平均6〜8時間でしょう。

いずれにしても日中眠気が出てパフォーマンスが落ちなければＯＫ。午前中からあくびが出るようでは、睡眠時間が足りません。起床時刻とそれに伴う就寝時刻を動かし、日中に眠気が出ない睡眠時間を確保しましょう。

5

30分以上の昼寝をしない

うっかり昼寝すると、「睡眠圧（眠気）」が下がり、夜眠れなくなります。ソファーなどで横になって数時間寝るのが昼寝だと思っている人も多いのですが、デスクに打っ伏して30分以上寝るのも昼寝です。避けるようにしてください。夜眠れないとこぼす高齢者には、長い昼寝を取っている人も少なくありません。

ランチ後の午後2時前後は誰でも眠気が高まります。俗に「昼食を消化するために血液が内臓に集まり、その分だけ脳の血液が不足するから」と言われますが、その説明は誤り。もしそうなら朝食後にも夕食後にも、ランチ後と同じように眠気に襲われるはずです。

ランチ後に眠気が高まるのは、体内時計の差し金によるもの。なぜこの時刻に眠気が高まるかは不明ですが、この時刻は覚醒している時間の真ん中あたりなので、ひと息入れて休むには最適です。

ランチ後の眠気を払うなら、30分未満の昼寝が有効。30分以上眠ると深い眠りに入り、夜の眠りに差し障りますが、30分未満ならその心配もありません。30分未満の短い昼寝は「パワーナップ」と呼ばれており、パワーナップ後は頭がすっきりして仕事のパフォーマンスが上がります。能率が高まると仕事が早く終わりますから、早く帰宅して睡眠時間が長く確保できるようになります。

遅い時刻に昼寝をすると、短時間でも夜の眠りに差し障ることがありますから、昼寝は午後4時までに済ますようにしてください。

6 日中ゴロゴロしないで、できるだけカラダを動かす

ヒトは昼行性動物ですから、日中はじっとしたり、ゴロゴロしたりしないで、積極的にカラダを動かすべきです。

テレワークできない業務で一日中外回りをしたり、休日に運動をしたりしてクタクタにカラダが疲れると、夜は何の小細工をしなくてもバタンキューで眠れるもの。

眠りは一義的には脳のためにありますが、カラダを使う運動は筋肉だけではなく脳も散々使っています。筋肉を動かす指令を出している大本営は脳なので、カラダを活発に動かすほど脳が疲れて睡眠圧が高まり、寝付きやすくなるのです。

デスクワークでも脳は使いますが、頭のなかだけで考えるよりも、実際にカラダを動かす方が何倍も脳を酷使します。じっと座ってデスクワークに励む時間が長い人は、エレベーターやエスカレーターではなく階段を使う、気分転換に長い散歩に出かけるといった工夫で日中の運動量を増やしてください。

7 毎朝日の光を浴び、夕方以降は強い光をできるだけ浴びない

コンビニのような24時間営業のお店は真夜中でも明かりが煌々と輝いていますが、私たちの生体リズムは夜真っ暗になるのが当たり前という原始時代に設定されたまま。体内時計のメカニズムを踏まえると、太陽による明暗のリズムに逆らわずに活動と休息を切り替える生活が求められます。

具体的には毎朝日の光を浴びて「今日も始まるぞ」と体内時計に知らせたら、夕方以降は強い光をできるだけ浴びずに「今日が終わるぞ」と体内時計に告げるのです。

決まった時刻に起床したら、カーテンを開けて部屋に日光を注ぎ入れます。

毎朝の体内時計のリセットには、5000ルクスの明るさで約1時間、1万ルクスの明るさで約30分浴びる必要があるとされます。

晴れた朝の窓際の明るさは1万〜2万ルクスありますから、窓際に置いたお気に入りの椅子に座って新聞を読んだり、メールチェックをしたりしている間に体内時計のリセットは完了します。曇りや雨の日でも屋外の明るさは5000〜1万ルクスほどありますから、コンビニやカフェまで朝食を買いに出かけたり、散歩したりしてい

るうちに体内時計はリセットされます。

　日が落ちて外が暗くなったら、できるだけ強い光を浴びないようにします。光を浴びると眠りのホルモンであるメラトニンの合成にブレーキがかかりますし、加えて体内時計が後ろにズレやすく眠れなくなるからです。

　仕事中に照明を落とすのは難しいでしょう。その代わり、仕事が無事に終わり、夕飯を済ませたら、リビングの明かりを間接照明に替えて、部屋の明るさをできる限りセーブしてください。

　盲点になりがちなのが、スマホやパソコン、タブレットなどが発する光。紫外線に近く刺激が強いブルーライトが含まれており、間近で長時間浴びているとメラトニンの分泌がダウンする恐れがあります。緊急時以外、夜10時以降はスマホやパソコンを見ないといったマイルールを定め、それを守りましょう。真っ暗な寝室でベッドに入ってからスマホでゲームをしたりするのは厳禁です。

8 夕方以降はカフェイン飲料を控える

　カフェインは脳に働いて強い覚醒作用をもたらします。カフェインは、脳内で興奮を抑えているメカニズムを邪魔して覚醒作用を発揮するのです。

カフェインは摂ってから3時間ほど効果が持続します。この時間には個人差があり、なかには覚醒作用が4～5時間も続いて眠れなくなる人もいます。

カフェインには利尿作用もあります。夜眠る前にカフェイン飲料を飲むと夜中に尿意で目覚めて中途覚醒のきっかけとなります。

カフェインの作用を考えると、夕方以降はコーヒーなどのカフェイン飲料は控えるべき。食後の飲み物はノンカフェインのデカフェ、ミネラルウォーター、無糖の炭酸水、麦茶、ルイボスティなどにすると良いでしょう。

カフェインが含まれているのはコーヒーだけではありません。

コーヒーやエスプレッソを用いたカフェラテ、カフェオレ、カプチーノといった飲み物、ココア、コーラ飲料、緑茶（とくに玉露）、紅茶、ウーロン茶といったお茶にも広くカフェインが入っています。

夕方以降の残業中の疲れを取るために、栄養ドリンクやエナジードリンクを飲むのが習慣になっている人は要注意。これらの飲み物にもカフェインは多く含まれるからです。

9 毎日浴槽入浴をする

女性に比べて男性は浴槽入浴を億劫に感じ、シャワーで済ませるタイプが多いようです。とくに忙しいビジネスパーソンは「汚れが落ちて清潔になりさえすれば良い」と割り切り、バスタイムすら節約しようとしがちです。

しかし、不眠症から解放されたいなら、毎日浴槽入浴してください。

浴槽入浴の狙いは、体表の体温を上げて、深部の体温を下げること。

私たちが体温計で測る皮膚体温と、脳の温度である深部体温には、最大2度ほどの違いがあります。深部体温は皮膚体温よりも約2度高いのです。

そしてヒトは深部体温が下がって皮膚体温が上がり（深部にこもった体熱は体表の毛細血管から放散されるため、深部体温が下がるときに皮膚体温は上がります）、両者の差が小さくなるほど眠気が強まるようになっています。

体内時計と自律神経の働きで深部体温は夕方以降、緩やかに下がり始めます。加えて入眠の90分ほど前に浴槽入浴で皮膚体温を上げると、深部体温と皮膚体温の差が小さくなり、入浴でいったん上がった深部体温が反動で下がるタイミングで寝入りやすいのです。

浴槽入浴は、42度以上の熱めのお湯ではなく、40〜41度のぬるま湯がお薦め。深部体温の変化には時間を要しますが、熱いお湯には長く入っていられないので、思ったように深部体温は上がりません。それに熱いお湯は交感神経を刺激するので、拮抗する副交感神経が誘うリラックスモードへの切り替わりを邪魔します。

ぬるめのお湯だと長湯ができます。額から汗が軽く流れるまで15分ほどゆったり入ると、皮膚体温も深部体温も上がり、交感神経ではなく副交感神経が優位になります。

10 寝る時刻にはこだわらない

朝起きる時刻を固定していれば、寝る時間はおのずと定まってきます。「もう寝なきゃ」と焦るほど、寝られなくなるという体験は誰でも何度もしているはず。「明日のために早く寝なきゃ」と思うのは最悪。何時に寝ても、明日の起きる時刻はすでに決めてあります。寝ようと努力するのは止めてください。

眠る時刻になったという理由で機械的に寝室へ行き、ベッドに入るのはNG。ベッドで「眠れない……」と悶々とする時間ほど嫌なものはありません。

寝室はあらかじめ暗くしておいて、眠る時刻と関わりなく、眠気が高まってからベッドに入ります。日中ちゃんと活動して睡眠圧が高まっていれば、疲れてきっと眠れます。

ベッドで寝ることにこだわらず、リビングのソファーで寝てしまってもＯＫ。寝る際は床につくのが当然という考えは捨ててください。夜はどこで寝てもいいのです。たとえソファーでも、毎晩のようにすんなり眠れるようになると、「もう眠れるぞ！」と自信が付いてきます。そうなったら不眠症は治っています。そのうちベッドで熟睡できるようになります。

必要なら睡眠薬を適切に使う

最後に睡眠薬に関して述べます。行動療法だけではうまく眠れない人は、睡眠薬に適切にサポートしてもらいましょう。

睡眠薬は毒のように思われていますが、それは大昔の睡眠薬のイメージが強すぎるから。過去のバルビツール酸系といわれるタイプは麻酔薬に近い作用があり、一度に大量服用すると呼吸が止まり、下手をすると死に至ることもありました。

現在の睡眠薬の主流は、ベンゾジアゼピン系です。非ベンゾジアゼピン系というものもありますが作用は同じで、眠りへ誘う脳内の神経伝達物質ＧＡＢＡの働きを強めます。ベンゾジアゼピン系と非ベンゾジアゼピン系と分けられているのは、製薬会社の宣伝のためで、医学的な意味はありません。これらは万一飲みすぎても、自殺目的で１００錠以上飲むなど相当大量でない限り、危険はありません。

睡眠薬には超短時間型と中間型があります。

超短時間型の効力は3〜4時間。寝付きが悪いだけの入眠困難者には、短い時間だけ効いてくれたらいいので、超短時間型が処方されます。超短時間型は入眠剤（睡眠導入剤）ともいわれます。超短時間型では、ベンゾジアゼピン系の『トリアゾラム』と非ベンゾジアゼピン系の『ゾルピデム』が効果が高い薬です。

中間型の効力は6〜7時間。寝付きが悪いだけではなく、途中で目が覚める中途覚醒、眠りが浅い熟睡障害の患者さんには、長く効いてくれる中間型が使われます。中間型では、ベンゾジアゼピン系の『フルニトラゼパム』が効果が高い薬です。

これらの薬をすんなり出してくれれば、その人は名医です。

「睡眠薬を服用すると依存しそうで怖い」という声もあります。決められた量を服薬しているなら、依存にはなりません。依存に陥るとしたら、それは睡眠薬を乱用している人です。睡眠薬は、ドラッグ代わりに悪用する人がいます。そういう人は、1回に10倍以上飲んだりします。そうすると、ラリったような状態になります。こういう人は、耐性ができて依存になっていきます。通常量では依存になりません。このことをわかっておらず、怖くてベンゾジアゼピン系の薬を出さない医者がいます。これは大きな間違いです。

そもそも睡眠薬には、その人の睡眠をサポートする程度の力しかなく、強制的に眠らせる力はありません。

ヒトを強制的に眠らせる力があるのは麻酔薬。手術のときに用いる薬です。

麻酔薬のような力を睡眠薬に求めてクリニックに来る患者さんもいます。

その際、ドクターは睡眠薬と麻酔薬の違いを説明して納得してもらうべき。これこそが「インフォームド・コンセント（Informed Consent：IC）」。医者と患者さんの間で情報を十分に共有したうえでの合意形成が求められるのです。当然、不眠の患者さんに麻酔薬を投与することなどありえません。

患者さんへの丁寧な説明を怠り、「この薬では効かない！」という患者さんの求めに応じて処方量を増やしてしまい、気がつくと大量の睡眠薬を処方するケースも多々あります。これはいちばんダメなドクターのやること。その結果、依存症を生むケースもあります。

むしろ依存が怖いのは、睡眠薬代わりにお酒（寝酒）で寝ているタイプ。大量の飲酒は睡眠薬よりも依存性が高いです。

お酒のアルコールには麻酔薬に似た作用があります。寝酒で無理に眠っても睡眠の質が下がり、短時間で起きてしまいます。

アルコールには耐性が付きやすく（いわゆる「お酒に強くなる」現象）、寝酒が習慣化すると量が増える傾向があります。初めはウイスキーのシングル1杯で眠れていたのに、麻酔薬としての効き目が落ちるとダブル1杯、2杯、3杯……と酒量が増えるのです。

これだけ大量のアルコールを入眠直前に飲むと、寝ている間に肝臓はアルコールの処理にかかり切りになり、他の代謝作業が滞ります。これではせっかく寝ても内臓が休まりません。

アルコールも睡眠薬などの薬物の成分も肝臓が解毒していますが、アルコールの肝臓に対する負荷は睡眠薬の比ではありません。ウイスキーのダブル2杯に含まれる純アルコール量はおよそ40g。前述の『トリアゾラム』の処方量は1回0・25mgですから、作用物質の摂取量は比較になりません。

行動療法をサポートするためには、お酒ではなく、用途に応じた睡眠薬を適量使うようにしてください。

行動療法のために「睡眠日誌」をつける

自分の睡眠がどのように持ち直しているのか。行動療法がしっかりと行えているのか。それを確認するために、私は患者さんに次ページのような「睡眠日誌」をつけてもらいます。

睡眠は毎日当たり前のように取っているため、客観視するのが案外難しいもの。前日の夕飯の内容は覚えていても、前日何時に寝床について何時頃に眠れたかを正しく言える人は少ないのです。睡眠日誌で〝見える化〟しましょう。

睡眠日誌の例

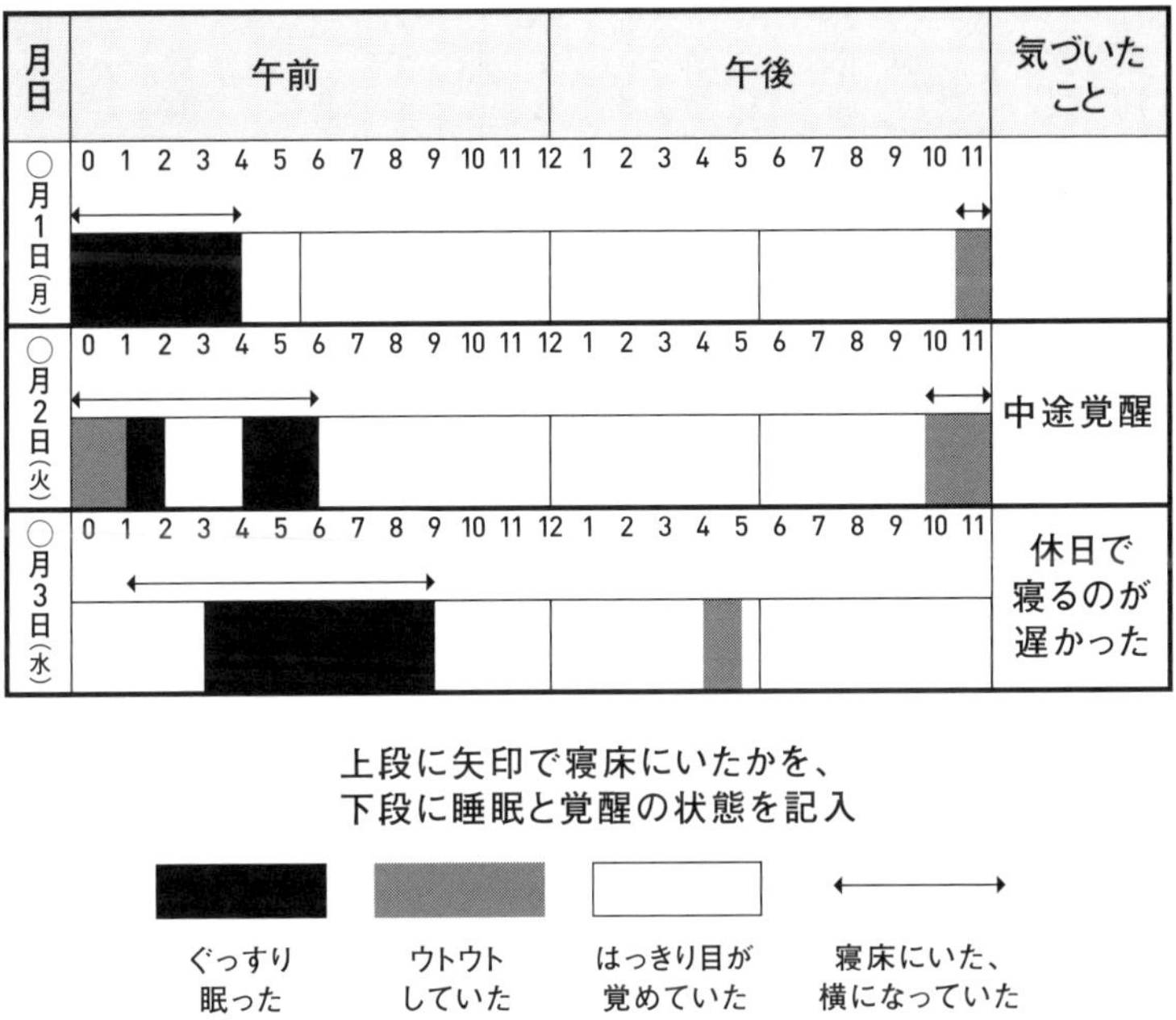
月日
午前
午後
気づいたこと
○月1日(月)
0 1 2 3 4 5 6 7 8 9 10 11 12 1 2 3 4 5 6 7 8 9 10 11
○月2日(火)
0 1 2 3 4 5 6 7 8 9 10 11 12 1 2 3 4 5 6 7 8 9 10 11
中途覚醒
○月3日(水)
0 1 2 3 4 5 6 7 8 9 10 11 12 1 2 3 4 5 6 7 8 9 10 11
休日で寝るのが遅かった
上段に矢印で寝床にいたかを、
下段に睡眠と覚醒の状態を記入
ぐっすり眠った
ウトウトしていた
はっきり目が覚めていた
寝床にいた、横になっていた

ご覧のように睡眠日誌は、上段と下段にわかれています。
上段には、寝床にいたか、または横になっていた時刻を↔で記入します。
下段には、睡眠と覚醒の状態を記載します。それは次の通りです。

・ぐっすり眠った　⇒　黒
・ウトウトしていた　⇒　グレー
・はっきり目が覚めていた　⇒　白

上段の↔で、何時に起きて何時に寝たかがわかります。起床時刻は、平日も休日も変わらないのが望ましく、何時に寝たかは重要ではありません。
下段では、不眠症のタイプがわかります。寝床に入ってから、ぐっすり眠るまでに30～60分以上のタイムラグがあれば、入眠障害です。途中で何度も起きたら中途覚醒。思った時刻よりも早く目覚めたら早朝覚醒。睡眠時間はたっぷりなのに、はっきり目覚めている日中の時間帯に、眠気が出ていたら熟睡障害か睡眠不足です。

行動療法を行いながら睡眠日誌をつけると、行動療法の成果がモニタリングできます。不眠が減ってきたら行動療法が確実に効いている証拠。行動療法を守った日の眠りのコンディションが良いのに、守らなかった日のコンディションが悪いとわかったら、行動療法により真剣に取り組むようにします。

「睡眠時無呼吸症候群」

「睡眠時無呼吸症候群（ＳＡＳ）」も見逃してはいけない睡眠障害です。

ＳＡＳとは、寝ている間に気道が狭くなり、呼吸が止まりかける低呼吸、気道が完全に塞がって呼吸が止まる無呼吸を繰り返す病気。日本では男性の約９％、女性の約３％が相当すると推定されており、日中に眠気を伴う代表的な睡眠障害です。

ＳＡＳの高リスク者は、太っている人。仰向けになると喉の筋肉や舌が重力に従って垂れ下がりますから、空気の通り道である気道を塞ぎやすくなります。太ると気道にも余分な体脂肪が溜まって気道がさらに狭くなり、ＳＡＳのリスクが上がります。日本人を始めとするアジア人は骨格的に顎が小さく気道も狭く、太っていなくてもＳＡＳになりやすいとされています。

ＳＡＳのサインは、大きないびきです。

いびきは、狭くなった気道を空気が出入りする際に生じる摩擦音のようなもの。

ＳＡＳで気道が完全に塞がっていびきが止まると静かになりますが、息が止まると大変なので脳が覚醒して気道を開いて呼吸を再開させます。大きないびきをかいていたかと思うと、急に息が止まり、ブッハッと吐き出すように、また呼吸を再開します。そしてまた、いびきが始まります。これを繰り返すので、本人は寝ているつもりでも眠れていないので、日中に強い眠気、疲労感、集中力の低下などが起こります。

　こうした症状は容易に居眠り運転の引き金となり、患者さんが居眠り運転を経験した割合はそうでない人の5倍に達します。２０１２年に関越自動車道で起こり、乗客7人が死亡したツアーバス事故では、居眠りした運転手が鑑定留置でＳＡＳと診断されています。仕事で運転する人はＳＡＳの有無を必ずチェックすべきです。

　また、ＳＡＳになると、熟眠が得られず日中の元気がなくなります。意欲がなくなり、うつ病と誤診される人もいます。ＳＡＳがあれば、一緒に寝ている家族は、多かれ少なかれ異変に気づいています。太っている人が「うつ」を感じた場合、ＳＡＳがないかどうか家族に確かめてください。

　ＳＡＳの治療には、「ＣＰＡＰ（シーパップ、持続陽圧呼吸療法）」が用いられます。ＣＰＡＰはエアチューブと鼻マスクを介して一定圧を加えた空気を鼻から送り、気道を押し広げて無呼吸や低酸素を防ぐ装置。対症療法ですが、確実な効果があり、条件を満たすと保険が適用されます。いびきや日中の眠気に悩んでいる人は、早めに睡眠外来でＳＡＳかどうかをチェックして治療をスタートさせてください。

運動を続ける
4

2週間続けてサボらない

運動がしばらく順調に続いていたのに、旅行や出張などがきっかけでトレーニングの中断を余儀なくされることもあります。

2〜3回サボって1週間トレーニングを中断したとしても、ヤケにならないでください。一度手に入れた運動の習慣は2〜3回の中断では壊れませんから、クヨクヨしなくて平気。次の週から、新たな気持ちでまたトレーニングを始めましょう。

ただ一つだけ、やってはいけない行為があります。何らかの理由でサボった次の週も、同じようにサボってしまうことです。

2週間も中断すると、3週間目にいざ運動をスタートするときに少なからず躊躇します。運動をしない生活に慣れ始めているからです。また2週間運動から遠ざかると、疲労が抜けてむしろカラダが軽くなっているかもしれません。すると「運動しない方が体調はいいかもしれないぞ」と誤解することもあるでしょう。

こうして3週間以上サボると、せっかく身に付いた運動習慣が崩れ去ってしまいます。2週間続けてサボるのは避けてください。

運動が1年以上続けられたら、もうサボる心配はなくなります。

そこまで運動が続いたら、体重が落ちて体調が良くなり、血糖値や血圧といった健康診断の数値も明らかに持ち直します。加えて体型が絞れて筋肉質になり、年齢より若く見られることが増えるようになります。

運動によってヘルシーでカッコいい心身を手に入れたら、もう二度と不健康で醜く太った過去に戻りたくないと思えます。そう思えたらシメタもの。自ら望んで運動からドロップアウトする確率は低くなります。

行動心理学によると、人間の無意識には得をすることより、損をしないことを重視する「損失回避の法則」があります。

トレーニングで手に入れた健康や肉体は、貴重な財産です。損失回避の法則が働くと、苦労して手に入れたかけがえのない財産を減らすような行いは避けようとします。だから、自らを叱咤激励しなくても運動は自発的に続けられます。

まずは健康や肉体が自らの一生モノの財産だと思えるくらいまで、トレーニングを頑張って続けましょう。その峠を越えたらあとは損失回避の法則が働きますから、何の心配も要らなくなるのです。

第6章

ストレスと共生する

ストレスは、心とカラダに生じる「ゆがみ」

「私にはストレスというものがない！」と胸を張って言える人がいるでしょうか。

おそらくいないでしょう。私のクリニックにも、ストレスを訴える患者さんが毎日のようにいらっしゃいます。

テクノロジーの急速すぎる進歩、あふれる情報、社会構造の変化、新型コロナウイルスの広がりなど、現代社会では誰しもストレスと無縁の存在ではいられません。

社会がどんなに変わっても、新たなストレスが生まれます。

たとえば、新型コロナウイルスのパンデミック以降、テレワークが推進されるようになりました。テレワークで通勤のストレスは減るかもしれませんが、自宅ですごす時間が増えると別のストレスが生まれます。長い間家にいて、他人との接触が少なくなるのも、それはそれでストレスです。家にこもっていると、うつになる人もいます。

いつどこでコロナに感染するかわからないという不安ばかりではなく、ずっと一人ですごしたり、逆に家族とすごす時間が長くなったりすることも新たなストレスとなります。

その点、個人主義が徹底しているアメリカは違います。

私は２００１年から3年半、アメリカのハーバード大学に籍を置いて研究していました。その頃から大学もテレワークが基本。ハーバードは東海岸のボストンにありますが、私のボスは２０００㎞も離れた南部フロリダに住んでいました。業務はほぼほぼテレワークであり、週に1度くらい大学に来るだけで仕事はきちんと回っていたのです。

村社会的なメンタリティが色濃く残り、みんなで集まり同じような作業をすることを好む日本人にとって、テレワークに完全に順応するのは容易ではないでしょう。

ウイルスと同じように、ストレスは根絶できません。これからの社会を自分らしく生き抜くには、ストレスに対する耐性を身につけて共生する心構えが求められます。

ストレスとの共生法を探る前に、ストレスとは何かを簡単に復習しましょう。

ストレスは、人間に何らかの刺激が加わったときに生体に生じる「ゆがみ」です。

この「ゆがみ」を生じさせる刺激を、ストレッサーといいます。ストレス学説を世界で初めて唱えたハンス・セリエ博士は、物理学の用語だったストレス、ストレッサーという言葉を医学の世界に応用したのです。

私たちは「お隣さんの騒音がストレスだ」という言い方をよくしますが、厳密には正しい表現ではありません。「お隣さんの騒音がストレッサーになり、自分はストレスを感じている」という表現が的確なのです。

ただし、現在はストレッサーも、ストレッサーにより生じる「ゆがみ」も日常的にストレスといっていますから、本書ではそれを踏襲しています。

ストレスを語るときに、必ず登場するのが「ホメオスタシス」という言葉です。日本語では「生体恒常性」と称します。

ヒトは、外気温が変化しても体温を一定範囲内に保っています。このように外の環境が変わっても、体内環境を維持・安定させる働きがホメオスタシスです。

ホメオスタシスを支えるのは、自律神経系、内分泌系（ホルモン）、免疫系という3本柱。なかでも最初に反応する交感神経と副交感神経からなる自律神経のシステムが、ホメオスタシスを保つうえでは大きな役割を担います。

3本柱の司令塔はともに脳にあり、脳がストレスを感じるとこの3つのシステムを調整します。ですから、ストレスが加わっても、自律神経を中心とするホメオスタシスがちゃんと機能する限り、健康な心身が保てます。

ストレス学説を唱えたセリエ博士は「ストレスは人生のスパイスである」という名言を残しました。確かに、まるでストレスのない環境は退屈でつまらないものでしょう。適度で一時的なストレスは良き刺激となり、抵抗力を高めたり、人間性を涵養したりするなど、心身の健康にプラスの影響を与えます。

しかし、強く恒常的なストレスに晒されてホメオスタシス機構が破綻すると、自律神経、内分泌、免疫のバランスも崩れて心にもカラダにも悪い影響が及びます。こうなると、ストレスはスパイスどころか劇薬となるのです。

「陰性感情」がノイローゼ（神経症）を引き起こす

人類が長年の進化のプロセスで身に付けたホメオスタシスは強力なので、そうやすやすとは破綻しません。

この機構を破壊するほどの強いストレスがかかると人はノイローゼになります。精神医学ではノイローゼを「神経症」と言います。神経症を意味するドイツ語の「Neurose」を日本語でカタカナ表記したのが「ノイローゼ」です。

ノイローゼを引き起こすほどのストレスとは何でしょうか。
それは自分のなかに生まれる「陰性感情」です。

陰性感情とは、ストレスを加えてくるものに対する恨み、妬み、憎しみ、憎悪、敵意。毎日ストレスを受けると、そのストレスを加えてくる対象に対して日に日に陰性感情が募ってきます。限りない真っ黒な憎悪です。この計り知れない陰性感情にホメオスタシスが押しつぶされたとき、人はノイローゼになります。

どうやって押しつぶされるのでしょうか。「陰性感情」がわくと、人は、これをどうにかしなければと葛藤が生じます。葛藤が起きると不安が発生します。この葛藤と不安がノイローゼの中核症状です。「陰性感情」で葛藤と不安が発生し、それにさいなまれ押しつぶされたとき、人はノイローゼになります。

ストレスを処理する「ストレス・コーピング」

陰性感情によるノイローゼを緩和するためには、ホメオスタシスを破綻させるストレスに対処しなくてはなりません。

この対処法を「ストレス・コーピング」と呼びます。Cope（コープ）とは「処理する」「対処する」という意味です。Coping（コーピング）はCopeの動名詞ですから、まとめると「ストレス対処法」となります。

ストレス・コーピングは、問題焦点コーピングと情動焦点コーピングの2つに大別できます。それぞれの中身をざっと紹介しましょう。

問題焦点コーピング

陰性感情を引き起こすストレスそのものに働きかけて緩和を図り、問題を解決する正攻法です。問題解決ができないときには、問題を回避する方法もあります。

ビジネスパーソンの場合、仕事が忙しすぎてストレスになっているのに、肝心の仕事量が減らせないことがよくあります。

こんなときは愚痴をこぼしたり、上司の悪口を言ったりしても問題解決にはなりません。上司に掛け合って仕事量を減らしてもらわない限り、ストレスから自由になれないのです。至極当然の解決策に聞こえますが、面と向かって言い出す勇気がない人びとが大半であり、そのせいで一部は最終的にはノイローゼになります。

問題焦点コーピングの一つに「社会的支援探索コーピング」というタイプもあります。悩みを一人で抱え込まないで、積極的に周囲の協力を求めるコーピングです。社会的支援探索コーピングが行える前提として、職場でも家庭でもコミュニティでも互いに相談できる風通しの良い環境作りが大事です。

情動焦点コーピング

こちらはストレスそのものではなく、それに対する自分の考え方や受け止め方を変えるもの。情動とは、一般的に言うと感情のことです。

同じようなストレスがあっても、それでノイローゼになるタイプとならないタイプが存在します。ストレスに対する考え方や受け止め方は人それぞれであり、顔かたちと同じように個人差があるためです。

情動焦点コーピングのなかに、「認知的再評価コーピング」と「気晴らしコーピング」という2つのタイプもあります。

認知的再評価コーピングとは、ストレスに対する見方を変えて前向きに受け止めるやり方です。認知とは、物事の捉え方を意味します。テレビの天気予報で「今日は曇りときどき雨です」と気象予報士が予報すると、「今日も雨か」と思う人もいれば、「今日は雨の止む時間もあるのか」と思う人もいます。これが認知の違いです。

気晴らしコーピングとは、いわゆるストレス解消。飲食や運動や趣味や旅行などで気分転換を図るやり方です。

情動焦点コーピングは実用的ではない

情動焦点コーピングについて、教科書的には以下のように書かれています。

仕事上の人間関係で悩んでいる場合には、「世の中、気が合わない人がいて当然。

いちいち気にしないで放っておこう」「あの人も忙しいし、きっと何かのストレスが溜まっているんだろう」「仕事だけが人生じゃない。プライベートが楽しいので我慢しよう」「人を叱るにもエネルギーが要る。いろいろと指摘してもらって有り難い」「人生に無駄はない。この先きっと何かの役に立つ」などと考えるとストレスが軽くなるというのです。

でも、これで本当にストレスが軽くなるのでしょうか。もし軽くできる人がいるとするなら、それは聖人君子のようなタイプ。滅多にいません。

ストレスを抱えて、身動きが取れなくなってしまった人の心の奥底に溜まっているのは、どす黒い憎しみや妬みといった陰性感情です。

うるさい上司に毎日ガミガミ怒られて悩んでいる人が「上司もきっとストレスが溜まっているんだろう。放っておこう」と達観できるでしょうか。たぶんできないでしょう。

上司からハラスメント（嫌がらせ）を受けている私の患者さんたちは、診察室で大泣きしながら上司の悪口を言い続けます。そうした私の臨床体験に照らしても、情動焦点コーピングは実用的ではないと思われます。

次に認知的再評価コーピングについてチェックします。

これも教科書的には、仕事で忙しすぎるのがストレスなら、「会社から期待されている証拠だ」「困難なほどやり甲斐がある」「自分は優秀なんだ。今に見ていろ。成功して驚かせてやる」などと認知を変えるとコーピングできるそうです。

これができるのも聖人君子のような人だけ。大半は実践できないでしょう。精神医学のテキストには、このように絵空事のようなことがよく書いてあります。

最後に気晴らしコーピングについて考えます。

大好物を食べる、お酒を飲む、買い物をする、スポーツを楽しむ、新しい趣味を始めるといった気晴らしで軽くなるストレスもなかにはあるでしょう。でも、陰性感情が生じるようなストレスは、こうした気晴らしだけでは軽減できません。

このうちストレスに勝てるとしたらアルコールだけでしょうが、飲みすぎるとアルコール依存症になりカラダを悪くしてしまいます。ノイローゼではなくなるかもしれませんが、別の怖い病気に罹ってしまうのです。

「恨みを晴らす」か「逃げる」か

現実に使えるコーピングは、「恨みを晴らす」か「逃げる」しかありません。

上司からのパワハラがストレスでノイローゼになっている患者さんは大勢います。上司にパワハラを止めさせない限り、ストレスはなくなりません。さらにその上司が降格、左遷、減給になれば、恨みが晴らせます。平気でパワハラをしているような人には、因果応報と言っていいかもしれません。

そのためにパワハラ上司の上席の上司に相談しましょう。それができなければコンプライアンス委員会か人事部に相談してください。いまどきの真っ当な企業なら、それなりの対応をしてくれるはずです。パワハラ上司より上の人に相談するのは社会的支援探索コーピングであり、厳重注意された上司がパワハラを止めたら問題焦点コーピングが成功したことになります。

厳重注意が難しいとしても、部署異動でパワハラ上司と日々顔を合わせなくても済むようにしてもらえたら、ストレスは軽くなります。これが「逃げる」です。

テレビドラマのタイトルにもなったハンガリーの諺に「逃げるは恥だが役に立つ」というものがあります。これは自分の得意が発揮できる場所で頑張ろうという意味。部署異動で手に入れたストレスフリーの新天地で存分に力を振るってください。

このように、問題焦点コーピングは「恨みを晴らす」か「逃げる」といった形なら使えます。

ただ、問題焦点コーピングでも、教科書には「上司とよく話し合って和解してください」などと書かれていますが、ハラワタが煮えくり返っているのに穏便な話し合いなど到底望めません。第一、上司からハラスメントを受けているとしたら、なぜ落度のない被害者サイドに何らかの努力が求められるのでしょうか。「ハラスメントを受けている自分は悪くない。悪いのはハラスメントをしている方だ！」と考えるのが普通です。

ストレスの支配下にあり、胸が張り裂けるような憎悪に押し潰されているような状況で、「自分を変えて相手に合わせよう」などと納得することはできません。

問題焦点コーピングは使えますが、教科書のような生ぬるい考え方ではダメです。「恨みを晴らす」か、「逃げる」かです。

ハラスメントに見て見ぬ振りをして何もしてくれないような企業なら、思い切って転職を考えた方がいいと私は思います。

いまの世の中、転職が必ずしも良い結果を生むとは限りません。でも、働く人がノイローゼに陥るような組織にしがみついても、キャリアアップも自らの成長も望めませんし、いずれ心もカラダも壊れてしまいます。

転職も辞さないなら、厚生労働省の出先機関である労働基準監督署に相談する手もあります。それなりのお金と時間をかけて、弁護士に相談して慰謝料を請求する強者もいます。

ハラスメントを受けている側が一方的に不利益を被るのは、どう考えても間違っています。泣き寝入りせず、勇気を持って戦ってください。自分が、いかに正当か、いかに不当な扱いを受けているか、強く訴えてください。

一人ひとりの小さな戦いが積み重なれば、やがてパワハラやいじめを容認している日本社会の悪しき体質の転換に結びつくかもしれません。

上に立つ人は、部下にストレスをかけるな

パワハラの横行がメディアで話題になると、「どこまでが指導であり、どこからがパワハラになるかの線引きが難しい」という声も上がります。

パワハラかどうかを判断するのは受け手です。「厳しく指導したが、パワハラをしているつもりはない」と上司がヘタな言い訳をしても、部下が「パワハラされた」と思ったら、それは無条件にパワハラなのです。

読者のなかには現在すでに組織のリーダーを務めている人もいるでしょう。あるいは近い将来、人の上に立つ存在になる人も多いでしょう。

そういう方々にぜひ持ってもらいたいのは、受け手がハラスメントと感じるような行為を決してしないという決意と態度です。

中国の古い諺に「李下に冠を正さず」というものがあります。スモモ（李）がたわ

わに実っている木の下で冠をかぶり直すために手を上げると、スモモを盗もうとしていると誤解されても仕方ありません。疑わしいと思われるようなことをするなという戒めです。

ハラスメントも同じ。疑わしきは罪になります。自らの行動を第三者目線で絶えずチェックしながら、ハラスメントが疑われるような行為は厳に慎んでください。それができる人だけが本来、人の上に立つ器なのです。

ハラスメントがなく、ストレスフリーで風通しのよい組織なら、一人ひとりの仕事のパフォーマンスが上がります。それは組織全体のパフォーマンスアップにつながりますから、リーダーとしての評価もうなぎ上りになります。

誰もがストレスなく働けて、ノイローゼと無縁の環境を整えるために汗を流すと回り回って組織を率いるリーダーの利益にもつながるのです。

子どもを神経症性人格にしないように育てる

なかにはノイローゼになりやすいタイプもいます。これらの人びとは「神経症性人格」という特性を持っています。それはどんなものでしょうか。

人は動物園の檻に入れられた希少動物のように一人ぼっちで生きているわけではありません。他者とつながり、社会のなかで生きています。

その社会ではつねに、他者との間で何らかの「せめぎ合い」が起きています。せめぎ合いが強まると、そこから欲求不満が生まれ、葛藤と不安が生じます。この葛藤と不安がノイローゼの源です。

社会で生きる以上、誰もが否応なしに欲求不満を抱えて生きていますが、この欲求不満と、それから生じる葛藤と不安に耐える能力が低い人がいます。それが神経症性人格。心の柔軟性が低いため、軽めのストレスでもホメオスタシスが破綻してノイローゼに陥りやすいのです。

河川の氾濫や大地震のような大きな災害で住む家を失って避難を余儀なくされたり、新型コロナウイルスの感染拡大などで仕事を失ったりするような辛い状況下では、誰もが一時的にノイローゼっぽくなります。

ところが、神経症性人格の傾向が強い人は、一般的には劣悪とは言えない環境下でも、些細なきっかけでノイローゼを発症することがあります。神経症性人格タイプが、過酷な環境でストレスに晒されるとノイローゼの発症率は格段に上がります。

神経症性人格の形成には「氏《うじ》より育ち」、つまり遺伝的な背景より、どう育てられたかが大きな影響を与えます。

なかでも幼児後期（3～6歳）における教育者や教育環境は、のちの人格形成に極めて大事な役割を果たすことがわかっています。

天真爛漫に見える乳幼児ですが、離乳、トイレの躾、生活での制限などで実は多くの欲求不満、葛藤や不安を経験しています。このような訓練が、親の愛情の下で適切に行われれば、子どもは欲求不満や葛藤、不安を手なずける術を学び取ります。それが欲求不満や葛藤、不安に対する耐性を持った人格形成につながります。

もしも過保護、過干渉、育児放棄などの誤った教育がなされると、欲求不満や葛藤、不安に対する耐性が低いワガママな人格の子どもが形成されます。それが神経症性人格を招くのです。

神経症性人格が形成されなければ、多少のストレスではノイローゼになりません。神経症性人格を作らない育児は、社会的な意味でのストレス・コーピングと言えそうです。

あなたに小さい子どもがいるか、もしくはこれから親になるのだとしたら、どうか愛情を持って厳しく子どもを育ててください。社会の荒波にも耐えられるように心を強く訓練してください。

そうすればストレスフルな世の中に負けず、ストレスをスパイスとして共生しつつ、自らの幸せを追求できるでしょう。それは子どもへの何よりのギフトなのです。

心身症は内科ではなく精神科で

ストレスから身体的な疾患が出ることがあります。これを「心身症」といいます。「はじめに」で触れたように、メンタルに起因するフィジカルの異常は世間が騒いでいるほど多くはないのですが、心身症はメンタルに端を発します。

心身症とは、心理的・社会的なストレスにより、自律神経系がダメージを受けて、カラダに機能的・器質的な障害が起こるもの。機能的な障害とは、臓器などの機能がひどく低下した状態であり、器質的な障害とは臓器や組織に異変が起こる状態を指しています。

その結果、心身症では、頭痛（とくに低気圧頭痛）、めまい、耳鳴り、胃炎、胃潰瘍、胃痛、吐き気、過敏性腸症候群（ＩＢＳ）、微熱、軽度の血圧変動、頻脈、発疹、（円形）脱毛、重度の肩こり、月経障害などがみられます。低気圧頭痛とは、雨が降り出しそうになって気圧が下がってくると起きる頭痛です。梅雨時には悪化することもあります。心理的な要因で起きることが多いようです。ＩＢＳとは大腸に器質的な異常がないのに下痢や便秘を繰り返す病気です。

心身症はストレスが引き金になるので、頭痛薬を飲んでも頭痛は治りません。整腸剤や胃薬を飲んでもＩＢＳは治らないのです。

ですから、心身症は精神科で見てもらった方がいいのです。心身症はストレスが原因なのですから、抗不安薬（精神安定剤）を服用すれば治るはずです。メンタルが原因でフィジカルがダメになっているので、メンタルを正常化してやればフィジカルも自然と正常化するのです。

運動を続ける
5

リアルとバーチャルで仲間を作る

ジョギングのような有酸素運動も、スクワットやプッシュアップといった自体重トレも、一人で手軽に始められます。

一人なら自分の都合に合わせて、好きな場所で好きなタイミングで始められます。制約が少ないので、それだけ継続しやすいでしょう。

一方、ともに運動をする仲間がいると、継続率は上がります。アリストテレスが「人間は社会的な動物である」といったように、人間とは個人として存在しているのではなく、他者との交流のうちに生きるものだからです。

アメリカスポーツ医学会のレポートでも、「一緒に運動する仲間がいると、その継続率は上がる」と指摘しています。

孤独を好むタイプは一人で黙々とトレーニングできるかもしれませんが、ともに運動する仲間がいると目に見えない絆が生まれて、励まし合い、誘い合いながら、楽しみつつ続けられるようになります。

ジョギングやサイクリングのような有酸素運動、テニスやサッカーなどのスポーツには同じ趣味を持つ同志が集まったコミュニティがあり、〝大人の部活〟のような気分で運動が続けられます。自分が暮らす地域にそうしたコミュニティがないか検索してみて、気に入ったら参加してみましょう。

一緒に運動するといっても、必ずしも隣で汗を流す必要はありません。いまはインターネットという便利なネットワークがあるからです。

セルフモニタリングの成果や運動中の写真をＳＮＳやブログにアップしてみてください。それを見た知人やフォロワーたちから、「頑張ってジョギングが続いているね」「スクワットが20回以上できるなんてスゴい！」などと励ましの声が寄せられるかもしれません。すでに運動をしている人、あるいは触発されて運動を始めた知人のＳＮＳやブログをフォローしていると、連れ立って運動しているような心持ちになります。

バーチャルなつながりから、「良かったら今度の週末、みんなで走りましょうよ！」といったリアルなつながりが生じることもあります。普段のトレーニングは個々で行って、レースにはいつもラン仲間と参加するという市民ランナーは少なくありません。

こうしてバーチャルでもリアルでも、同好の士が得られるようになれば、運動は生涯続けられるようになるでしょう。

あとがき

この本の内容を実行していただければ、驚くほど健康になれます。暴飲暴食していたころの自分とは別人になり、10歳以上、若返るといっても過言ではありません。そうなれば、人生における満足度が格段に上がります。自信が付き、積極的、行動的、陽気になって、人生が変わるでしょう。

異性にもモテるようになるかもしれません。もうダメだろうと、あきらめていた人でも、素敵なパートナーをみつけることができるかもしれません。積極的に素敵な出会いを求めてください。

この本の内容をすべて実行するのは、簡単なことではないかもしれません。でも長い人生を謳歌するため、頑張ってください。頑張れば、かならず素晴らしい結果につながります。ご成功することを心から願っております。

私の経営する日比谷ガーデンクリニックにご連絡いただければ、ダイエットやＥＤ治療に必要な毎日の食事、サプリの商品名、購入場所、購入法、値段、毎日具体的にどんなトレーニングをすべきかなど、詳細なパンフレットをお渡しします。有料になりますが、ご興味のある方はご連絡ください。

ご購入いただいた方には、パンフレットに基づいたカウンセリングも保険適応で行います。来院なさっても結構ですし、電話での診察も承ります。電話で、バイアグラをご購入いただくことも可能です（自費）。

カウンセリングを希望される方は、まず、電話かメールでご予約ください。ご連絡をお待ちしております。

日比谷ガーデンクリニック

電話　03-6206-1121

メール　info@hibiya-garden-clinic.com

※休診日である木曜日以外の11時〜20時にお電話ください。土日、祝日も診察しております（12月31日、1月1日は除く）。メールは、1年中、24時間承っております。

構成／井上健二
デザイン／小口翔平＋大城ひかり＋奈良岡菜摘（tobufune）

髙橋栄（たかはし・さかえ）

日比谷ガーデンクリニック院長、日本大学医学部精神医学臨床教授。医学博士。平成2年日本大学医学部卒、平成8年日本大学大学院医学研究科修了。日本大学医学部精神医学の医局長、精神科科長などを経て、現職。平成13年～17年まで、ハーバード大学医学部にリサーチフェローとして所属。

ハーバード大学医学部で研究してわかった、「絶対に失敗しない」5つの健康習慣

2020年10月30日 第1刷発行

著者	髙橋栄
発行人	見城 徹
編集人	森下康樹
編集者	高部真人
発行所	株式会社 幻冬舎
	〒151-0051東京都渋谷区千駄ヶ谷4-9-7
電話	03(5411)6211(編集)
	03(5411)6222(営業)

振替00120-8-767643

印刷・製本所　株式会社 光邦

検印廃止

Printed in Japan

ISBN978-4-344-03696-3 C0095

幻冬舎ホームページアドレス https://www.gentosha.co.jp/

この本に関するご意見・ご感想をメールでお寄せいただく場合は、comment@gentosha.co.jpまで。